DE

# LA CAUTÉRISATION

DES

## BOURRELETS HÉMORRHOÏDAUX

## PAR LE FER ROUGE,

**Par A.-G. DE BEAUVAIS,**

Docteur en Médecine,
Chevalier de la Légion d'Honneur,
Interne en Médecine et en Chirurgie des Hôpitaux et Hospices civils de Paris (4e année),
Lauréat de l'Hôtel-Dieu (Médaille d'Argent, 1846, 1re et 2e année),
Interne en Médecine et en Chirurgie à la Maison de Saint-Lazare (4e année),
Élève de l'École Pratique,
Membre de la Société Anatomique de Paris.

## PARIS.

**LABÉ, ÉDITEUR, LIBRAIRE DE LA FACULTÉ DE MÉDECINE,**
place de l'École-de-Médecine, 23.

### 1852

Paris. — Imprimerie de Rignoux, rue Monsieur-le-Prince, 31.

DE

# LA CAUTÉRISATION

DES

## BOURRELETS HÉMORRHOÏDAUX

## PAR LE FER ROUGE,

**Par A.-G. DE BEAUVAIS,**

Docteur en Médecine,
Chevalier de la Légion d'Honneur,
Interne en Médecine et en Chirurgie des Hôpitaux et Hospices civils de Paris (4e année),
Lauréat de l'Hôtel-Dieu (Médaille d'Argent, 1846, 1re et 2e année),
Interne en Médecine et en Chirurgie à la Maison de Saint-Lazare (4e année),
Élève de l'École Pratique,
Membre de la Société Anatomique de Paris.

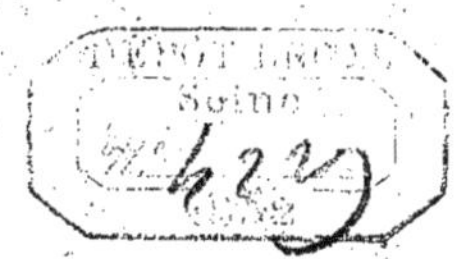

**PARIS.**

**LABÉ**, ÉDITEUR, LIBRAIRE DE LA FACULTÉ DE MÉDECINE,
place de l'École-de-Médecine, 23.

**1852**

PARIS. — RIGNOUX, IMPRIMEUR DE LA FACULTÉ DE MÉDECINE,
rue Monsieur-le-Prince, 31.

DE

# LA CAUTÉRISATION

DES

## BOURRELETS HÉMORRHOÏDAUX

## PAR LE FER ROUGE.

## INTRODUCTION.

« C'est sur les maladies les plus vulgaires, a dit Montaigne, que la médecine devrait de préférence fixer son attention ; il est plus important de les connaître que celles qui sont rares et singulières. ». Certes, à ce titre, l'affection hémorrhoïdale réclamait en première ligne la sollicitude des médecins, et si l'on en juge par les innombrables écrits qui ont trait à ce sujet, les auteurs ont bien mérité de la science. Chacun a voulu payer son tribut, et, sur ce point important de la pathologie, on a vu de tout temps la médecine et la chirurgie se prêter un mutuel secours, pour arriver tant à la solution du problème de la nature de la maladie, qu'aux moyens de remédier aux effets de cette redoutable affection. C'est, du reste, la marche la plus certaine et la plus logique qu'il y ait à suivre dans l'étude de toute maladie, étude dont tous les points doivent concourir à un but unique, le plus important de tous, c'est-à-dire la thérapeutique. Nous espérons démontrer l'importance de ce principe dans le cours de ce travail, en prouvant que toutes les fois que l'on a abandonné ce sentier naturel, on a failli, on est tombé dans l'empirisme ; tandis qu'on est arrivé à des conséquences rigoureuses et à des règles de saine thérapeutique, en restant fidèle à cet enchainement logique d'idées, nature et traitement.

Connue et étudiée dès les temps hippocratiques jusqu'à nos jours, l'affection hémorrhoïdale n'a certainement pas diminué de fréquence. D'où viennent donc l'indifférence et l'oubli dans lesquels sont tombées, à peu près complétement, et l'étude et la thérapeutique de cette maladie, depuis bientôt vingt années ? Dans un siècle où l'anatomie pathologique a fait tant de progrès, où l'on enregistre tous les jours des faits nouveaux découverts sur le cadavre, le scalpel en main, après l'élan qui a signalé le commencement de ce siècle, au point de vue principalement de la structure des tumeurs hémorrhoïdales, pourquoi ce silence à l'égard du traitement chirurgical de cette affection ? Il était permis d'espérer plus des travaux de Stahl, Alberti, Vésale, Morgagni, J.-L. Petit, Richter, Ledran, Abernethy, Brodie, Smith, Kirby, Chaussier, Dupuytren, Blandin, MM. Récamier, de Larroque, Jobert, et tant d'autres.

Cependant les bourrelets hémorrhoïdaux, avec leurs complications, hémorrhagie, chute du rectum, étranglement, gangrène, écoulement muqueux, et surtout la cachexie qu'elles entraînent, constituent une affection assez redoutable pour réclamer impérieusement de notre art une méthode curative assurée, reposant sur des bases solides, et surtout sur des faits de pratique positifs et bien observés. « En effet, ces tumeurs, dit Dupuytren (1), peuvent exister toute la vie sans occasionner une gêne considérable ; mais souvent aussi elles sont la cause d'accidents graves, qui compromettent

---

(1) Dupuytren, *Leçons orales de clinique chirurgicale*, 2e édit., t. 4, p. 119.

les jours du malade, et qui se termineraient infailliblement par la mort, s'ils n'étaient pas combattus. Le célèbre Copernic et Arius succombèrent à une hémorrhagie suite d'une rupture d'hémorrhoïdes. Bordeu, Benjamin Bell, rapportent des faits d'écoulements qui ont été également funestes. »

Si l'on médite avec attention les nombreux auteurs qui ont traité avec le plus de soin des hémorrhoïdes, qui se sont livrés à des recherches extrêmement délicates et minutieuses sur la structure de ces tumeurs, nous constatons, avec M. Lepelletier, de la Sarthe (1), le fait suivant : « Que ces auteurs semblent bien plus occupés de prouver la réalité du système qu'ils ont admis, que d'arriver aux caractères essentiels, à la véritable thérapeutique de ces altérations. »

Il suffit, pour s'en convaincre, d'examiner les conclusions auxquelles ils arrivent pour le traitement ; sur ce point, ils se répètent tous, à quelques modifications près.

En parcourant les ouvrages didactiques et les monographies les plus récentes, si l'on jette un coup d'œil sur les méthodes de traitements que l'on recommande aujourd'hui même, on sera frappé de l'incertitude cruelle où sont encore plongés nos chirurgiens. Chaque auteur vante son procédé, et ne trouve pas d'imitateurs : les uns détruisent les hémorrhoïdes avec un caustique quelconque ; d'autres les lient, puis coupent la tumeur au-dessous de la ligature ; d'autres les incisent et lient les vaisseaux ; d'autres veulent guérir par des lavements astringents ; d'autres enfin abandonnent la maladie à elle-même.

Personne n'ose établir une règle fixe, certaine, une base de traitement applicable à tous les cas du même genre. C'est à de très-lointaines distances qu'on opère quelques malades, qui viennent d'eux-mêmes implorer les secours de l'art, soit à cause de leurs vives souffrances ou de la gravité de leur état. Le malade est ici moins

---

(1) Lepelletier, thèse de concours, cliniq. ext.; 1834.

tremblant que le chirurgien, dont la conscience est effrayée, au souvenir des funestes résultats qu'ont laissés derrière lui, dans les annales de la science, les opérations, faites d'après les procédés les plus usités, sur les hémorrhoïdaires. Jean d'Autriche, fils de Charles-Quint, mourut, en quatre heures, d'hémorrhagie consécutive à l'excision d'hémorrhoïdes internes. Cet état de choses faisait dire à M. Amussat, dans son mémoire sur la destruction des hémorrhoïdes par le caustique solidifié (*Gazette médicale*, 1846) :

« La destruction des hémorrhoïdes internes a été pratiquée de tout temps ; mais les accidents graves et funestes qui ont eu lieu, surtout après l'extirpation employée par Dupuytren et beaucoup d'autres chirurgiens, ont détourné les praticiens de l'idée de recourir à cette opération. Une crainte très-grande s'est emparée de leur esprit, ils ont fini par regarder l'hémorrhagie et la phlébite comme des accidents inévitables et trop dangereux à la suite des opérations de ce genre, et on a abandonné presque généralement le traitement chirurgical des hémorrhoïdes. »

Si, depuis quelques années seulement, on est devenu plus hardi, si les opérations ont été plus nombreuses, il est curieux de dire à l'avance, et ce résultat parle déjà de lui-même, que c'est grâce aux succès constants de la cautérisation des hémorrhoïdes par le fer rouge, méthode qui va faire le sujet de notre thèse.

En effet, le travail que je publie aujourd'hui date de l'année 1847. A cette époque, le traitement chirurgical des bourrelets hémorrhoïdaux reposait encore, pour la plupart de nos maîtres, dans les hôpitaux, presque entièrement sur l'excision des tumeurs hémorrhoïdales ; méthode, pour le dire en passant, dont toutes les modifications ne laissaient que trop entrevoir les craintes et les dangers inévitablement attachés à son emploi : hémorrhagie, phlébite, résorption purulente.

Cependant les terribles résultats de cette méthode, mortelle dans les deux cinquièmes des cas, si bien décrits et discutés par Dupuytren dans ses *Leçons orales*, amenèrent quelques-uns de nos chirur-

giens à tenter l'application immédiate du fer rouge sur les bourrelets hémorrhoïdaux, tout à la fois comme moyen directement
curatif de la maladie, et comme préventif des conséquences si souvent funestes de l'excision, ainsi que l'employait Dupuytren, en cas
d'hémorrhagie après l'opération. On recueillit alors, dans quelques
écrits périodiques, ces tentatives, ces faits isolés; mais on n'osait
encore se prononcer sur la valeur réelle de cette méthode, dont les
timides et rares essais avaient cependant toujours été suivis de
succès. Chose singulière, aucun ouvrage didactique, aucune mono-
graphie ne résumait l'état de la science sur ce point de la thérapeutique chirurgicale. Aucun des mémoires innombrables publiés sur
les hémorrhoïdes ne présentent l'histoire ou la discussion des observations faites par nos devanciers et par nos contemporains sur l'application du cautère actuel dans cette grave maladie.

Frappé de cette lacune, qui existe encore aujourd'hui, instruit par
les succès des anciens, convaincu par les succès récents de mon
chef de service, M. Boyer, je choisis en 1847, pour le concours des
prix de l'internat (médaille d'or), le titre suivant pour sujet de mon
mémoire : *du Traitement chirurgical des bourrelets hémorrhoïdaux
par le fer rouge.*

Déjà, à cette époque, je disais :

1° Qu'on n'est pas fixé sur l'emploi d'une méthode curative des
tumeurs de l'anus dites bourrelets hémorrhoïdaux ;

2° Que les diverses méthodes employées jusqu'à ce jour ne sont
pas applicables à tous les cas, ou sont assez dangereuses pour en
faire négliger ou redouter l'application ;

3° Que la cautérisation au fer rouge est toujours applicable et
sans danger ; qu'elle peut, à bien des titres, remplacer les autres méthodes et être instituée, dans tous les cas, comme le traitement le
plus efficace et le plus sûr du bourrelet hémorrhoïdal.

Depuis ce travail, cinq années se sont écoulées ; le cercle de nos
observations s'est singulièrement agrandi. M. Boyer a trouvé l'occasion de faire, sur vingt autres hémorrhoïdaires des deux sexes,

de divers âges, l'application directe du fer rouge sur des bourrelets hémorrhoïdaux. Un certain nombre de chirurgiens ont suivi son exemple avec le même bonheur. L'expérimentation sur une plus vaste échelle est donc venue confirmer les assertions systématiques que nous avaient inspirées les succès constants des anciens en pareils cas, ainsi que les premières tentatives faites de nos jours. Ce qui était alors presque un point de discussion, d'appréciation relative, devient un fait d'observation de thérapeutique chirurgicale acquis à la pratique et sanctionné par elle, fait imposant par la sécurité de ses résultats et la certitude de ses succès aussi incontestables qu'incontestés.

Ce progrès immense, consigné dans de nombreuses et intéressantes observations, que nous a communiquées notre bien affectionné maître, M. Boyer, me permettra de changer presque entièrement la physionomie de mon premier travail. Il me permettra de résoudre, à l'avantage de cette méthode, des questions importantes au point de vue médico-chirurgical, questions que nous ne pouvions soulever ni éclairer dès le début, à défaut d'observations suffisantes. Je veux parler, entre autres, de l'influence de la suppression complète des tumeurs hémorrhoïdales et de leur flux sur la santé, aux divers âges de la vie; question presque hippocratique, et qui inspirait à presque tous les médecins une réserve exagérée, j'oserai presque dire un respect dangereux, touchant l'urgence de la conservation de ces tumeurs comme nécessairement liées au maintien de la santé générale.

J'omettrai donc tout d'abord la première partie de ce mémoire, dans laquelle j'établissais, par une discussion longuement et sérieusement approfondie, l'insuffisance et les dangers des diverses méthodes employées jusqu'alors, l'indifférence ou la crainte des chirurgiens pour l'excision des bourrelets hémorrhoïdaux.

Je prouvais, en effet, par le relevé statistique des opérations faites à l'Hôtel-Dieu, où trois services importants de chirurgie sont constamment en activité, que de 1841 à 1847, il n'avait été opéré

que six hémorrhoïdaïres, sur lesquels quatre avaient été traités par
le fer rouge, trois par M. Boyer, un par M. Gosselin. Enfin j'arri-
vais à démontrer la nécessité d'une méthode aussi sûre que simple
et applicable à tous les cas, dans le traitement des bourrelets hémorrhoïdaux. C'est à ce point que je prendrai l'histoire de l'application du cautère actuel dans cette affection. Voici, du reste, le
plan de ce travail.

Dans une première partie, je rappellerai succinctement l'organisation et les rapports de l'anus ; puis j'exposerai quelques considérations nouvelles d'anatomie pathologique sur les bourrelets hémorrhoïdaux. Je décrirai alors leurs effets, leurs conséquences,
c'est-à-dire la cachexie hémorrhoïdaire, dont la symptomatologie
n'est présentée dans aucun ouvrage.

Dans la deuxième partie, je ferai l'historique du cautère actuel
dans le traitement de cette affection, depuis Hippocrate jusqu'à nos
jours.

Il est vraiment fort curieux d'étudier les vicissitudes de cette méthode, et de retrouver, dans les anciens, tous les préceptes les plus
importants touchant le manuel opératoire et la détermination exacte
des cas dans lesquels cette application du fer rouge doit arriver
comme moyen curatif.

Je donnerai ensuite l'exposé succinct et le commentaire des observations anciennes et modernes de cautérisations, que j'ai recueil-
lies et classées dans leur ordre chronologique. Il nous sera ainsi
facile d'apprécier sainement la valeur des faits d'anatomie pathologique précédemment cités, la gravité des états morbides dans lesquels se trouvaient nos hémorrhoïdaires, et par suite la logique
rigoureuse qui a mené notre chef à adopter exclusivement l'application du fer rouge dans cette affection.

Dans une troisième partie, nous décrirons le manuel opératoire,
dans tous ses détails et avec toutes ses conséquences ; nous trace-
rons la marche des tumeurs cautérisées, leur mode de cicatrisation,

et nous dirons tous les phénomènes qui surviennent soit naturelle-
ment, soit accidentellement, pendant et après l'opération.

Dans la dernière partie, nous passerons à l'argumentation des
reproches adressés à notre méthode, et nous terminerons, en les
réfutant, par les conclusions, qui ne tendent rien moins qu'à proclamer victorieusement, je l'espère, la sécurité et la supériorité de
l'application du fer rouge, comme règle exclusive et fixe de traitement, dans tous les cas possibles, de l'affection dite des bourrelets
hémorrhoïdaux.

# PREMIÈRE PARTIE.

## CONSIDÉRATIONS ANATOMO-PATHOLOGIQUES.

### ANATOMIE DE L'ANUS.

Avant de commencer l'exposé des considérations anatomo-pathologiques touchant les bourrelets hémorrhoïdaux, je crois devoir rappeler succinctement la structure de l'anus, qui est le siége de cette grave affection.

A raison de sa forme à peu près circulaire, on désigne sous le nom d'*anus*, mot tiré de la langue latine, l'orifice inférieur ou terminal du canal alimentaire. C'est à travers l'orifice anal que se moulent et sont comme exprimées les matières fécales. Cette ouverture est située sur la ligne médiane, à 1 pouce environ au devant du coccyx, derrière le périnée, entre les tubérosités de l'ischion, au fond de la cavité qui sépare les fesses; elle est formée par l'extrémité inférieure de l'intestin rectum. Ses bords, presque entièrement musculeux, ordinairement rapprochés, représentent une sorte de fente dirigée d'avant en arrière; ils deviennent circulaires lorsqu'ils sont distendus.

La peau qui les recouvre est mince, plus colorée que celle des parties voisines, humectée par un fluide onctueux que fournissent des follicules situés dans son épaisseur, garnie d'un plus ou moins grand nombre de poils semblables à ceux du périnée; ces poils n'existent pas le plus souvent chez la femme.

Cette peau s'enfonce dans l'ouverture anale pour se continuer avec la membrane muqueuse; elle change insensiblement de caractère, à mesure qu'elle s'avance vers l'intérieur de l'intestin. Cette continuité a cela de remarquable qu'elle ne s'effectue pas brusquement, comme on le voit aux paupières, aux lèvres ; elle a lieu en dedans du rectum, à quelques lignes de l'anus proprement dit. Une ligne sinueuse, offrant une série d'arcades ou de festons à concavité supérieure, indique la ligne de démarcation. Quelquefois, au niveau de ces arcades, répondent de petites poches ( valvules de Houston ) terminées en cul-de-sac, et ouvertes en haut. Des angles de réunion des arcades, partent des replis muqueux, et dans les culs-de-sac, s'engagent souvent de petits corps étrangers détachés des matières fécales, qui deviennent la cause de fistules stercorales.

Une foule de plis rayonnés se remarquent sur les téguments au pourtour de l'anus ; ils dépendent de la contraction des fibres musculaires subjacentes, et s'effacent par la distension de ces fibres. Ils permettent une dilatation assez grande de l'orifice anal, dans l'expulsion des matières fécales, sans que la peau soit exposée à se rompre.

La muqueuse du rectum adhère très-lâchement à son extrémité inférieure ; aussi est-elle fréquemment poussée au dehors sous forme de bourrelet, au moment de la défécation.

L'ouverture de l'anus est plus ou moins enfoncée, suivant les sujets. Elle l'est beaucoup plus chez l'homme que chez la femme, en raison de la saillie et du rapprochement plus prononcé des tubérosités sciatiques.

Destiné à nous affranchir de l'horrible incommodité qu'entraînerait la sortie continuelle et involontaire des matières fécales, l'anus a pour base et en quelque sorte pour charpente un muscle constricteur sous forme d'anneau, le sphincter externe, soumis à la volonté. Il est placé sous la peau, dont il est séparé en dehors par un tissu adipeux abondant, qui s'introduit entre ses faisceaux ; tandis qu'en dedans, vers le bord de l'anus, la couche cellulaire qui unit au muscle la membrane tégumentaire est très-peu épaisse. Cette zone musculeuse, dont les fibres supérieures se continuent, selon M. Cruveilhier, avec le releveur de l'anus, aurait la forme d'une ellipse

très-allongée d'avant en arrière, et s'élèverait à 1 pouce de hauteur;
elle descend un peu au-dessous de l'extrémité du rectum. Quant au
sphincter interne, muscle de la vie organique, indépendant de la
volonté, c'est un petit anneau ovalaire formé par les dernières fibres
circulaires du rectum, concentrique au sphincter externe, et situé à
2 lignes au-dessus de l'anus; il n'est en rapport en dedans qu'avec
la membrane muqueuse et le plexus hémorrhoïdal. La peau et la
membrane muqueuse qui revêtent cette charpente contractile sont
remarquables par le grand développement de la trame érectile qui
constitue la base de toute membrane tégumentaire. L'artère hon-
teuse interne, après son passage au travers de la petite échancrure
sciatique, et l'artère ischiatique, fournissent à l'anus des rameaux peu
volumineux, mais les veines sont beaucoup plus importantes. C'est
dans ce point qu'a lieu l'anastomose du système de la veine porte
avec le système veineux général, par des rameaux provenant, pour
le système veineux abdominal, de la veine mésentérique inférieure,
et pour le système veineux général, de quelques divisions des veines
honteuses, ischiatiques et hémorrhoïdales moyennes. Ces veines
donnent naissance à un plexus, que l'on nomme hémorrhoïdal; il est
situé entre la membrane muqueuse et le muscle sphincter interne, que
plusieurs rameaux traversent. C'est ce plexus qui joue un si grand
rôle dans l'affection hémorrhoïdale, comme nous le verrons tout à
l'heure, puisque ce sont les veinules multipliées, flexueuses, dont il
se compose, qui, devenant variqueuses, constituent les tumeurs hémorrhoïdales recouvertes par la membrane muqueuse et la peau de
l'anus. C'est aux communications de ce plexus avec la circulation
veineuse générale, et avec la circulation abdominale du système de
la veine porte, qu'il faut rapporter la corrélation sympathique des
maladies des organes abdominaux, et en particulier du foie, avec les
tumeurs variqueuses de l'anus, ainsi que le retentissement de la suppression du flux hémorrhoïdal sur la santé générale dans quelques
cas. « Ergo, dit Stahl, hæmorrhoïdes internæ cum passionibus hypo-
« chondriaco-hystericis; hæmorrhoïdes externæ cum affectibus spas-

« modico-dolorificis; ischiado-podagricis incedunt» (Alberti, *Tract. de hæmorrh.*, p. 84; Halle, 1722).

Chez l'homme, ce plexus communique en avant avec le plexus vésico-prostatique, dont le lacis veineux est maintenu béant, comme les sinus de la dure-mère, par une lame fibreuse ; condition qui nous expliquera certains phénomènes sympathiques du côté des organes génito-urinaires, après la cautérisation au fer rouge des hémorrhoïdes.

Chez la femme, la vessie se trouve séparée du rectum par le vagin et par l'utérus. Nous verrons plus tard les craintes imaginaires qu'avaient fait admettre les rapports importants de l'anus dans les deux sexes, pour les suites de l'opération.

Des nerfs rachidiens venant directement des dernières paires sacrées, des nerfs ganglionnaires émanés du plexus hypogastrique, se distribuent en nombre considérable à cet orifice : d'où la sensibilité spéciale et exquise de ce véritable organe.

Les vaisseaux lymphatiques de la partie extérieure de l'anus vont se rendre aux ganglions de l'aine ; aussi verrons-nous plusieurs fois, après la cautérisation, ces ganglions se tuméfier légèrement. Les lymphatiques profonds se terminent aux ganglions du bassin.

Enfin on trouve des cryptes muqueux, ou plutôt des glandules, vestiges d'un organe glanduleux très-développé chez certains animaux. Nous comprendrons, par ce fait anatomique, la source d'une hypersécrétion muqueuse de l'ampoule anale, assez fréquente et quelquefois très-considérable dans l'affection dite *bourrelets hémor-rhoïdaux*.

L'anus ainsi constitué, soutenu par les aponévroses périnéales, plonge au milieu d'une vaste excavation, dite *ischio-rectale,* comblée par un tissu cellulo-graisseux très-abondant, dont la suppuration a toujours été redoutée, mais jamais observée.

Nous croyons inutile de parler des rapports assez éloignés du péritoine avec l'anus, si ce n'est pour dire que les craintes inspirées

par son voisinage, pour les suites de la cautérisation, n'ont jamais
eu de motifs d'exister.

## CONSIDÉRATIONS D'ANATOMIE PATHOLOGIQUE TOUCHANT LES BOURRELETS HÉMORRHOÏDAUX.

Sans prétendre refaire ici l'anatomie pathologique des tumeurs
hémorrhoïdales, ni chercher à reproduire toutes les théories ingé-
nieuses et plus ou moins fondées qu'ont émises les auteurs à ce sujet,
nous ferons remarquer d'abord l'incertitude qui plane encore sur ce
point dans l'histoire de cette affection. Doit-on admettre aujourd'hui,
avec MM. Lepelletier (de la Sarthe), Raige-Delorme et P. Bérard (1), des
tumeurs tantôt variqueuses, tantôt érectiles ; avec MM. Bégin (2) et
et Andral (3) : 1° des tumeurs variqueuses; 2° des tumeurs spon-
gieuses, enkystées ou kystiques ; 3° des tumeurs érectiles.

Doit-on répéter, avec M. Vidal, de Cassis, qui, après avoir adopté
la classification de M. Lepelletier (de la Sarthe) s'écrie : « Que de ré-
serves à faire pour ne pas être compromis par les faits ! »

Sommes-nous donc encore à ce temps où Boyer (5) s'exprimait
ainsi : « On n'a point examiné un assez grand nombre de tumeurs hémorrhoïdales aux diverses époques de la maladie, pour qu'il ne reste
aucun doute à ce sujet. Ainsi nous pensons qu'avant de se prononcer
sur la nature de ces tumeurs, il faut attendre de nouvelles recherches
d'anatomie pathologique, et l'on ne saurait trop inviter les médecins
qui s'intéressent aux progrès de l'art à saisir toutes les occasions qui
se présenteront de faire ces recherches. »

---

(1) Raige-Delorme et P. Bérard, *Dictionn. de méd.*, t. 15, p. 188.

(2) Bégin, *Dictionn. de méd. et de chirurg. prat.*, t. 9, p. 452.

(3) Andral, *Cours de patholog. int.*, t. 1, p. 82; 1836.

(4) Vidal (de Cassis), *Patholog. ext.*, t. 4.

(5) Boyer, t. 10.

Nous ne croyons pas qu'on soit si peu avancé à cet égard ; depuis
Boyer, des travaux importants d'anatomie pathologique, fort mi-
nutieux et détaillés, ont été faits par M. Jobert, Blandin, et plusieurs autres anatomistes. Ils établissent que les tumeurs hémorrhoïdales sont constamment formées, dans le principe, par des
veines dilatées, véritables varices du rectum. Les autres disposi-
tions indiquées par les auteurs ne sont jamais que consécutives,
ne se rencontrent guère que dans les tumeurs dites externes, et
s'expliquent par la structure des parties qui sont le siége de l'altération. Ainsi, comme le dit fort bien M. Bérard, d'abord les veines
sont simplement variqueuses, ensuite elles s'enflamment, le tissu
cellulaire voisin s'infiltre de lymphe coagulable, des adhérences s'é-
tablissent entre les parois veineuses et les tissus voisins ; les dilata-
tions variqueuses ou les kystes remplis de sang, kystes résultant de
la rupture des parois veineuses, perdent entièrement ou en partie
leurs communications avec les vaisseaux qui les alimentaient ; le sang
se coagule, l'épanchement et l'infiltration de la lymphe plastique
s'augmentent ; toute la masse devient solide, vasculaire et spon-
gieuse ; en un mot, il se forme, dans la région anale, par l'effort
des congestions, certaines altérations de texture, telles que celles
qui sont en général le résultat d'un travail inflammatoire prolongé
ou souvent renouvelé. La dilatation des capillaires artériels, qu'on
remarque quelquefois à l'anus en même temps que des tumeurs
hémorrhoïdales, doit être considerée comme une altération étrangère à celles-ci et purement concomitante. La classification fondée
sur cette altération est donc erronée.

M. Jobert (1) est précis à cet égard. Sans nous étendre plus longtemps sur ce sujet de discussions encore pendantes pour quelques
auteurs, nous allons immédiatement exposer certains points de
structure anatomo-pathologique basés sur de nouvelles dissections,

---

(1) Jobert, *Maladies chirurgicales; du Canal intestinal.*

et sur lesquels s'appuie le choix raisonné de notre méthode de traitement.

Pour nous, comme pour Stahl, Alberti, Vésale, Morgagni, J.-L. Petit, Boerhaave, Pinel, Hilden, S. Cooper, Hodgson, Blandin, MM. Jobert, Philippe Boyer, et beaucoup d'autres chirurgiens modernes, l'affection hémorrhoïdale consiste exclusivement dans la dilatation variqueuse des radicules veineuses qui se ramifient dans les parties constituantes de l'orifice anal, affection tout à fait analogue à ces tumeurs veineuses qui se développent sur les lèvres, à l'orifice buccal. Ces tumeurs veineuses cèdent fort bien, chose remarquable, au même traitement que les hémorrhoïdes, comme nous en possédons des faits.

L'affection hémorrhoïdale est une maladie tout à fait spéciale à l'anus ; qu'elle soit congéniale, comme elle l'est très-souvent, ou survenue accidentellement, elle reste exactement limitée à cette extrémité du tube digestif, soit en raison de la disposition de la structure des parties, soit en raison des fonctions importantes dévolues à cet orifice, dont la synergie est si souvent mise en activité par le jeu des organes génito-urinaires voisins. Dans cette région de l'économie animale, sont réunis à la fois et les organes d'excrétion les plus importants et les organes chargés d'une des premières fonctions de l'économie ; je veux parler de la reproduction. Ce sont là, si je ne me trompe, les conditions les plus puissantes d'une circulation incessante, extraordinairement active, qui doivent à coup sûr réagir avec énergie sur les vaisseaux et particulièrement sur les veines de l'anus, dont la communication, large et facile avec les artères et le système de la veine porte, se trouve singulièrement favorisée par l'absence de valvules et leur passage à travers les aponévroses périnéales, qui les maintiennent béantes. De cette différence de fonctions, de structure, de vascularisation, résultent certains caractères différentiels qui distinguent les varices du rectum des varices en général et des membres en particulier, caractères sur lesquels quelques auteurs, comme M. Récamier et M. de Larroque, se sont fondés à tort pour rejeter les hémorrhoïdes du cadre nosologique des varices. Chaque organe, en effet, d'après la nature de ses fonctions physiologiques, modifie en quelques points accessoires, et non quant au fonds principal, les altérations pathologiques qui résultent du trouble de ces fonctions ; aussi nous semble-t-il normal, logique même, de trouver, par exemple, des différences symptomatiques aussi bien que matérielles entre les varices de l'anus et les varices des jambes. C'est donc une grande erreur, à notre sens, que de chercher dans la marche, l'évolution, et les signes extérieurs des hémorrhoïdes, une identité parfaite, pour établir leur rapprochement absolu avec les varices des autres points de l'économie. Une autre erreur non moins funeste en principe est de vouloir réunir dans une seule et même maladie, aussi bien caractérisée. que les varices anales, des altérations aussi diverses que des tumeurs enkystées, du tissu érectile, du tissu de nouvelle formation. Est-ce là la marche que suit la nature ? Même dans ses productions morbides, elle est plus constante, plus simple, et plus régulière. Heureusement pour l'anatomie pathologique, sans quoi posséderions-nous un seul fait bien net, bien précis, s'il venait s'adjoindre comme partie intégrante (je ne parle pas des lésions concomitantes ni des transformations accessoires) à une altération bien déterminée, comme la phlébectasie, tous les tissus divers et hétérogènes que je viens de citer.

Ainsi donc, après tant de siècles, il faut en revenir, avec Hippocrate, à reconnaître que les hémorrhoïdes ne sont que des varices rectales, exclusivement limitées au système veineux radiculaire et plexiforme de l'anus. Il s'exprime en ces termes : «Voici comment se forment les hémorrhoïdes ; si la bile et la pituite s'arrêtent aux veines du rectum, le sang s'échauffe ; en s'échauffant, il distend les veines ; cela y fait aborder le sang voisin, attiré par la chaleur. Étant donc fort pleines, elles forment un gonflement autour de l'anus ; *les extrémités des petites veines s'y élèvent particulièrement,* et font une tumeur, qui est froissée par les matières fécales lors de leur sortie ; elles lâchent alors le sang qui s'y était amassé, il sort même ensuite sans être pressé par les matières fécales. »

Abstraction faite de la pathogénie, ce passage est à là hauteur de nos plus récentes découvertes d'anatomie pathologique.

### Structure des bourrelets hémorrhoïdaux.

Pour Dupuytren et Boyer, le bourrelet hémorrhoïdal consiste dans l'existence de plusieurs tumeurs hémorrhoïdales, occupant la circonférence de l'anus, et faisant un cercle plus ou moins régulièrement continu.

Les bourrelets hémorrhoïdaux ainsi formés, ont nécessairement la même organisation que les tumeurs hémorrhoïdales isolées, chroniques, persistantes; ils résultent de la dilatation variqueuse des vaisseaux veineux, qui entourent l'anus en forme d'anneaux.

Il faut distinguer avec soin, dans l'anatomie pathologique des hémorrhoïdes, les membranes d'enveloppe et la tumeur.

La tumeur hémorrhoïdale est toujours formée par une veine dilatée; dans tous les cas, dit M. Jobert (1), on parvient à distinguer les parois de ce vaisseau.

La veine est dilatée dans toute sa circonférence ou seulement dans un de ses points. Le plus souvent, les renflements des veines dilatées sont latéraux; les parois de ces veines sont épaisses, blanchâtres, ayant un diamètre plus grand que dans l'état normal. Dans les veines, on trouve des caillots fibrineux rougeâtres; dans les renflements, on trouve des caillots ronds, fibrineux, blancs, et quelquefois enveloppés d'un caillot veineux, membraniforme, rouge.

La tumeur hémorrhoïdale est placée ordinairement au-dessous, quelquefois en dehors, du tissu cellulaire sous-cutané ou sous-muqueux; elle est souvent recouverte par le sphincter externe de l'anus, dont quelques fibres s'allongent et lui forment une tunique. Quel-

---

(1) Jobert, *Maladies chirurgicales; du Canal intestinal*, t. 1; **1829**.

quefois la surface est parcourue par des troncs artériels volumineux et par des filets nerveux, quelquefois elle est recouverte de graisse. Le plus souvent le tissu cellulaire sous-muqueux et sous-cutané, dans lequel se ramifient les veines hémorrhoïdales variqueuses, augmente d'épaisseur, de densité ; les mailles en sont très-serrées ; d'autres fois il diminue de consistance ; il est fréquemment infiltré de sérosité.

On ne saurait admettre, avec Stahl, que les hémorrhoïdes internes reçoivent le sang de la veine porte, et les externes, des veines hypogastriques ; car les anastomoses nombreuses de ces vaisseaux ne permettent point d'adopter une pareille hypothèse. Il est donc évident que les tumeurs et les bourrelets hémorrhoïdaux sont des varices des veines hémorrhoïdales, c'est-à-dire des radicules des veines mésentériques inférieures, situées ordinairement entre la membrane muqueuse et la couche musculaire.

Mais la structure de l'enveloppe de ces varices diffère. En effet, les bourrelets hémorrhoïdaux, ayant leur siége à l'orifice anal, sont nécessairement formés par la membrane muqueuse, qui constitue la partie interne de cet orifice, et par la peau, qui en constitue la partie externe.

Il en résulte, dans la nature de l'enveloppe, des différences importantes à noter ; car elles influent sur le mode d'application du moyen thérapeutique. M. P. Boyer (1) admet, d'après la disposition relative de la peau et de la membrane muqueuse dans les bourrelets hémorrhoïdaux, trois variétés :

La première, la plus commune de toutes, est celle dans laquelle la membrane muqueuse fait la totalité ou la presque totalité de l'enveloppe ; cette variété constitue la maladie qu'on désigne, dans tous les auteurs, sous le nom d'*hémorrhoïdes internes* ou *de la membrane muqueuse*.

La deuxième est celle dans laquelle la membrane muqueuse et la

---

(1) Philippe Boyer, *Bulletin général de thérap. médic. et chirurg.*, t. 33, p. 198.

peau concourent à peu près pour moitié dans la composition de l'enveloppe ; c'est la plus fréquente après la précédente.

La troisième, qui est la plus rare, est celle dans laquelle la peau forme seule ou presque scule l'enveloppe du bourrelet ; cette variété est généralement désignée sous le nom d'*hémorrhoïdes externes* ou *de la peau.*

La deuxième classe n'a pas reçu de nom spécial, probablement parce que les anatomo-pathologistes l'ont confondue avec la première et la troisième, selon que la membrane muqueuse ou la peau entraient en plus grande part dans la formation de l'enveloppe. Ces différences de structure sont insignifiantes pour l'excision des bourrelets hémorrhoïdaux ; mais elles ont une grande importance pour leur cautérisation, parce que le fer rouge a moins d'action sur la peau que sur la membrane muqueuse, et qu'il faut en modifier l'application en conséquence.

Les bourrelets présentent des renflements ou tumeurs multiples, dont le nombre varie depuis deux jusqu'à cinq ; il est assez rare d'en voir plus. Leur situation varie relativement à la circonférence de l'anus ; tantôt elles sont périnéales, tantôt coccygiennes ou fessières. Ces tumeurs ont souvent des brides qui les subdivisent ; on dirait qu'elles appartiennent à des replis de l'orifice anal, et que les brides qui forment ces replis n'ont pu être totalement détruites. Le volume de ces bourrelets est très-variable ; il varie, dit M. Récamier, depuis celui d'une petite cerise jusqu'à celui d'un œuf de poule ; jusqu'à celui d'un œuf d'oie, suivant P. Frank ; jusqu'à celui du poing, suivant Lindanus.

Nous terminerons en signalant un point très-important dans l'étude des tumeurs hémorrhoïdales ; je veux parler de la hauteur à laquelle elles peuvent s'élever dans l'ampoule anale.

Doit-on croire, avec J.-L. Petit (1), et quelques auteurs modernes,

_______

(1) J.-L. Petit, *OEuvres chirurg.*, p. 538.

à des varices qui remontaient jusqu'à l'*S* iliaque du colon. Par suite
de la gêne de la circulation apportée par les tumeurs hémorrhoïdales
dans les veines du rectum, celles-ci peuvent se dilater assez notablement, et remonter parallèlement l'une à l'autre, sous la muqueuse,
dans une certaine étendue, comme l'a décrit Morgagni (1) : « Interna
« hæmorrhoïdalis vena sub coli intestini fine, et tota recti longitu-
« dine, pollicis fere crassitiem æquaret. » Le D$^r$ Colles s'exprime ainsi
dans son ouvrage (*Dublin's hosp. reports*, t. 1, p. 152) : « J'ai eu
occasion d'examiner la structure des tumeurs hémorrhoïdales chez
un malade qui succomba à une autre affection. Lorsque j'eus ouvert
le rectum longitudinalement, je vis à sa surface interne trois vaisseaux sanguins, gros comme une plume de corbeau, se dirigeant
vers la partie inférieure de l'intestin, où ils se ramifiaient en un
grand nombre de branches ; ces dernières se ramifiaient à l'infini,
et chacune d'elles semblait, par l'entrelacement de ses divisions,
constituer une des tumeurs. Les troncs, de même que leurs divisions,
n'étaient recouverts que par la membrane muqueuse. »

Sont-ce là de véritables varices ? Boyer le nie dans ces termes :
« Les hémorrhoïdes anciennes, habituelles, souvent fluentes, sont
fréquemment accompagnées de la dilatation des veines du rectum ;
mais cette dilatation variqueuse, qui s'étend quelquefois au loin, et
qui rend les veines noueuses, ne constitue point des tumeurs hémorrhoïdales, et doit être considérée comme l'effet, et non comme la
cause de ces tumeurs » (t. 6, p. 541).

Doit-on inférer de ces faits exceptionnels, de cette dilatation consécutive, si rare, des veines du rectum, l'existence possible, dans la
généralité des cas, d'hémorrhoïdes remontant assez haut dans l'intestin pour échapper à la cautérisation, et pour neutraliser ainsi ou
infirmer le succès de notre méthode, comme le demandait M. le pro-

---

(1) Morgagni, *de Sedibus et causis*, lib. 3, p. 38.

fesseur Malgaigne en 1847. D'ailleurs de pareils faits peuvent-ils arrêter la main du chirurgien? Non, la pratique l'a prouvé.

Voici, du reste, l'opinion de M. **P.** Boyer (1), appuyée sur des recherches cadavériques ; il s'exprime ainsi :

« Dans les 7 cas où j'ai pu faire l'examen anatomo-pathologique de
l'anus, j'ai trouvé que la hauteur du bourrelet ne dépassait pas ordinairement 3 à 4 centimètres ; une seule fois, la hauteur d'une portion de la plaie, faite pour l'excision, avait 5 centimètres. Sur ces
7 cas, il y a 4 cas d'insuccès par l'excision, 1 cas d'insuccès après la
cautérisation au fer rouge, et 2 cas d'autopsie sur des individus
morts de maladies étrangères à celle qui nous occupe. Dans aucun
cas, je n'ai vu les veines variqueuses monter dans l'ampoule anale
vers le rectum, et je n'ai trouvé de traces de veines variqueuses dans
cet intestin. Je crois donc que, contrairement à tout ce qui a été dit,
on peut affirmer que les varices de l'anus sont bornées à cette ouverture, et ne s'étendent ni dans la cavité, ou ampoule anale, ni dans le
rectum. »

Il est curieux de rapprocher cette opinion, sur la hauteur constante
du bourrelet hémorrhoïdal, du fait qu'a si bien signalé M. Ribes (2) ;
je veux parler de la hauteur du siége des fistules à l'anus. Bien qu'appuyé sur des observations cadavériques, et sur l'autorité de Sabatier et Larrey, ce fait fut mis en doute pendant quelque temps par
nos chirurgiens ; enfin il fut adopté généralement avec toutes les
conséquences diagnostiques et thérapeutiques qu'il entraîne.

Nous avions donc raison de dire, au début, que les varices hémorrhoïdales constituent une maladie spéciale, exactement limitée
au système veineux plexiforme de l'anus, que cette affection soit
congéniale ou acquise. La structure, les fonctions de l'orifice anal, le

---

(1) Boyer, 5ᵉ édit., 6ᵉ vol., p. 562.

(2) Ribes, *Mém. et observ. d'anat., de physiol., de pathol., de chirurg.*, t. 6, p. 1 ;
Paris, 1841.

siége des tumeurs, au point même de réunion de la peau et de la membrane muqueuse, devaient faire pressentir cette vérité et la suivante. En effet, nous ne saurions assez faire remarquer le vice de la classification des tumeurs hémorrhoïdales en externes et en internes.

Le fait sur lequel repose cette distinction est erroné, en ce sens qu'il préjuge, par cette appellation, non-seulement le siége, mais encore la structure; car les hémorrhoïdes internes sont dites, par certains auteurs, *hémorrhoïdes de la membrane muqueuse*, et les externes, *hémorrhoïdes de la peau* : ce que l'on ne peut admettre lorsqu'on s'éclaire par l'étude attentive, par la dissection de ces tumeurs, ainsi que par l'injection des veines hémorrhoïdales, et non par un examen superficiel, purement extérieur, des tumeurs variqueuses de l'anus, comme on s'est souvent contenté de le faire.

Aussi doit-on affirmer ce principe comme fondamental : les bourrelets hémorrhoïdaux occupent toujours l'orifice anal, à la fois du côté de la membrane muqueuse et du côté de la peau ; ils s'étendent plus ou moins sur l'une de ces deux membranes, comme nous l'avons indiqué dans les trois variétés de tumeurs hémorrhoïdales, mais jamais exclusivement sur l'une ou sur l'autre.

La laxité de la membrane muqueuse de la partie inférieure du rectum explique la facilité avec laquelle les varices anales apparaissent le plus communément du côté de la muqueuse ; là où elles trouvent le moins de résistance dans leur développement, elles s'élèvent sous forme de tumeurs bleuâtres, qui semblent surplomber la peau. Celle-ci, en effet, plus pâle, plus dense, plus résistante, bridée par le sphincter, quoiqu'affectée inévitablement en même temps que la muqueuse, paraît, à un examen superficiel, étrangère à l'affection hémorrhoïdale. Mais, si l'on réfléchit un instant à la nature des hémorrhoïdes, on comprend comme impossible l'existence d'une dilatation partielle si limitée des radicules anales dans un espace aussi restreint, puisque ces radicules se divisent d'une manière inextricable, et forment un réseau épais et gorgé de sang dans le point où la muqueuse et la peau, en se confondant insensiblement, forment l'orifice anal. Il y a entre ces deux membranes une connexion intime, résultant d'un mode circulatoire particulier et d'une structure spéciale à l'anus, aussi complexe que possible dans le peu d'étendue de ce véritable organe. Cette connexion intime fait indispensablement partager aux extrémités veineuses de l'anus, d'une manière souvent inégale, il est vrai, mais toujours simultanée, la dilatation variqueuse d'une partie ou de tout le plexus hémorrhoïdal.

L'induction, les faits pathologiques et les dissections, viennent à l'appui de ces opinions.

D'abord je rappellerai que les hémorrhoïdes internes coexistent souvent avec des bourrelets externes, que la guérison des premières suffit ordinairement pour amener celle des seconds.

La première observation consignée dans les *Leçons orales* de Dupuytren témoigne de ce fait.

M. Amussat s'exprime ainsi à ce sujet : « Mon expérience m'a appris qu'il n'est pas nécessaire de détruire les bourrelets externes en ce cas ; ils se flétrissent presque toujours, quand on a détruit par le caustique les bourrelets hémorrhoïdaux internes. »

J'invoquerai aussi ce fait, que les hémorrhoïdes sont moins fréquentes chez les cavaliers que chez les fantassins. Il semble que la pression continue de la selle sur les vaisseaux qui rampent sous la peau de l'anus prévienne le développement des varices anales tant internes qu'externes, ce qui établit assez solidement la connexion constante que nous affirmons exister entre les hémorrhoïdes dites *internes* et les hémorrhoïdes dites *externes*. Nous ajouterons encore que M. Larrey a même vu l'exercice du cheval guérir l'affection hémorrhoïdale.

On a vu dans des cas où la maladie était récente, et dans quelques autres où même les tumeurs avaient présenté pendant la vie un volume assez considérable, ces dernières disparaître complétement après la mort, et l'on serait tenté, au premier aspect, d'en nier l'existence. Si l'on pousse alors une injection soit, comme Brodie, dans le tronc de la veine mésentérique inférieure, soit, comme

Smith, dans la veine porte, les radicules cutanées, ainsi que les muqueuses, se développent largement, toutefois avec les proportions et le degré de varicosité qu'elles avaient pendant la vie. Libre alors, par la dissection, des téguments qui voilent l'état des veines, et de la constriction du sphincter qui les affaisse, on constate que jamais la dilatation variqueuse du plexus hémorrhoïdal ne s'arrête brusquement à la muqueuse sans gagner la portion cutanée. C'est là une considération importante pour la cautérisation au fer rouge, qui doit être toujours appliqué simultanément sur la membrane muqueuse et sur la peau.

Ce renseignement anatomique, et la hauteur extrême possible des tumeurs hémorrhoïdales, nous donnent les conditions principales et nécessaires à l'emploi méthodique et assuré du cautère actuel.

Voici d'ailleurs quelques preuves anatomo-pathologiques; ce sont des résultats donnés par la dissection de deux bourrelets hémorrhoïdaux.

Dans le premier cas, le bourrelet avait 2 centimètres de hauteur sur la membrane muqueuse, au-dessus de la peau du bord de l'anus. En dehors, la peau, très-distendue, formait la paroi externe du bourrelet, et elle avait une largeur de 5 à 8 millimètres. Le reste de l'ampoule anale n'avait pas de varices.

Dans le deuxième cas, chez un phthisique qui succomba d'ailleurs à l'affection du poumon, il fut constaté, seulement dans les derniers jours de la vie, un bourrelet hémorrhoïdal volumineux à l'orifice anal. Sa hauteur était inégale, selon les places où on l'observait, et variait de 2 à trois centimètres. Examiné après la mort, ce bourrelet hémorrhoïdal se présentait au bord même de l'anus, là où la peau s'unit à la membrane muqueuse; il offrait cinq tumeurs, ou plutôt cinq plaques violacées, saillantes, et séparées par d'autres plaques blanches, qui faisaient à peine saillie; pas de veines dilatées au-dessus des tumeurs.

Dans les deux cas cités par M. Bégin, les bourrelets hémorrhoïdaux ne remontaient pas plus haut que deux centimètres au-dessus de l'anus. Les observations de MM. Velpeau, Richet, Gosselin, portent que les tumeurs étaient situées très-près de l'orifice anal. Chez les vingt-trois malades opérés au moyen du fer rouge par M. Boyer, les hémorrhoïdes avaient une hauteur moyenne de 2 à 3 centimètres.

Il résulte aussi de l'examen cadavérique de sujets opérés par l'excision, que, sur l'un d'eux, mort le quatrième jour, portant un bourrelet circulaire complet, inégal à sa surface, bosselé, rouge, saignant au toucher, ayant une saillie de 2 à 3 centimètres selon les divers points de son étendue, la plaie faite autour de l'anus était circulaire et large de 3 centimètres; il n'y avait pas de varices au-dessus.

Sur un autre, mort le dixième jour, affecté de tumeurs formant saillie hors de l'anus, au nombre de trois, une à droite, deux à gauche, une en arrière, plus grosse, une en avant, plus petite; la plaie, alors dans un état complet de suppuration, avait 2 centimètres ½ de hauteur; pas de veines variqueuses au-dessus de l'incision.

Dans un troisième cas, le bourrelet hémorroïdal faisait tout le tour de l'anus; il était très-peu marqué en avant, mais très-prononcé des deux côtés, surtout à droite; il était formé, dans toute sa circonférence, par la peau et la membrane muqueuse. A droite, il y a un second bourrelet, formé surtout par la membrane muqueuse. Mort, le septième jour. La plaie qui résulte de l'ablation du bourrelet présente à droite une largeur de 4 centimètres, et à gauche de 3 centimètres; de ce côté, toute la tumeur variqueuse n'est pas sortie, de sorte qu'il reste une petite portion de membrane muqueuse boursouflée et variqueuse.

Ajoutons, en terminant, que M. Boyer, sur les vingt-trois sujets qu'il a opérés avec le fer rouge, a constamment vérifié l'exactitude des trois variétés qu'il a admises quant à la disposition de l'enveloppe, tout à la fois muqueuse et cutanée, des tumeurs hémorrhoïdales.

4

## DE LA CACHEXIE HÉMORRHOÏDAIRE.

Si le plus souvent les hémorrhoïdes constituent une incommodité, une infirmité, plus qu'une maladie véritable, ne réclamant
du médecin que des moyens thérapeutiques locaux ou généraux,
purement palliatifs ; c'est une affection qu'on doit alors respecter
tout le temps de sa durée, c'est-à-dire jusqu'à la mort, comme l'a
dit Hippocrate (γὸυσος τω ανθροπω ξυναποθνη σκαί).

Mais il n'en est pas malheureusement toujours ainsi, et nous répé-
terons, avec M. Lepelletier de la Sarthe (1) : « Si, d'une part, il est des
cas où la guérison de cette maladie serait une imprudence et pourrait
occasionner des accidents funestes, il en est d'autres où l'abandon
des hémorrhoïdes aux seules ressources de la nature deviendrait
une coupable inaction. Le principe d'accidents graves et quelquefois
mortels que l'on aurait souvent conjuré, s'aborde par un traitement chirurgical hardi, mais prudent et raisonné. »

En effet, lorsque les tumeurs hémorrhoïdales sont nombreuses,
étendues à toute la marge de l'anus, lorsqu'elles sont volumineuses,
elles diminuent très-peu après chaque fluxion, malgré de fréquentes
et de fortes hémorrhagies. Les bourrelets hémorrhoïdaux deviennent alors l'occasion d'accidents graves et multiples, qui ne tardent
pas à plonger le malade dans un état particulier, que nous allons
décrire sous le nom de *cachexie hémorrhoïdaire;* état grave qui
touche, d'une part, l'anémie chez l'homme, d'autre part à
la chlorose, chez la femme, état qui réclame, sous peine de la
vie, les secours de la chirurgie. Ici, en effet, s'arrêtent les ressources de la médecine; aucun traitement interne ne saurait suf-
fire à cette indication : aucun médicament n'est capable, comme

_______________

(1) Thèse citée, 1834.

pour l'anémie et la chlorose, d'arrêter les effets de cette terrible maladie; c'est alors que le médecin, effrayé et impuissant, vient demander à la chirurgie un secours rapide et si souvent infaillible. Hommes, femmes, enfants, pléthoriques ou chloro-anémiques sont menacés, dans un temps plus ou moins long, d'une mort certaine, sous l'influence des progrès incessants de cette véritable cachexie. Les auteurs qui ont traité des hémorrhoïdes en ont à peine parlé. Je crois fort utile d'en présenter ici un tableau symptomatologique. Nous avons puisé cette description au lit du malade; elle peut être incomplète, mais nous l'assurons aussi exacte, aussi fidèle que possible.

*Caractères et marche de la cachexie hémorrhoïdale.*

Ce qui frappe au premier coup d'œil, c'est la pâleur de la face, sa teinte jaune-paille, semblable à de la cire; elle est moins prononcée sur le reste du corps; elle peut arriver à ce degré de simuler la teinte ictérique, et, dans deux de nos observations, nous voyons deux médecins fort distingués s'y méprendre, et traiter le malade pour une affection du foie. La figure, avec cette couleur blafarde, les conjonctives et les lèvres décolorées, offre une expression d'abattement, de souffrance inexprimable. L'œil est fixe, terne et cerclé; le malade semble le mouvoir avec peine dans l'orbite. L'amaigrissement est assez considérable; il est quelquefois dissimulé par la bouffissure de la face. Le malade se plaint d'un malaise général, d'un affaiblissement extrême; le moindre mouvement détermine quelquefois une défaillance; la parole est lente, pénible; la voix faible, plaintive. Les facultés intellectuelles sont profondément altérées; ou les malades tombent dans l'anéantissement, dans une apathie, une mélancolie profonde qu'on ne peut vaincre, ou bien ils parlent continuellement de leur mort prochaine; quelquefois des idées de suicide leur surviennent, et même ils essaient d'attenter à leur vie. Ils éprouvent un véritable délire. On voit généralement, à cette période, exister une céphalalgie frontale, violente, avec des bourdonnements d'oreille, l'affaiblissement de la vue et des autres sens. Le plus souvent, il y a de l'insomnie ou un sommeil pénible, agité par des rêves affreux et continuels. On constate quelquefois de l'œdème aux malléoles, mais les urines ne donnent aucun dépôt par l'acide nitrique. Du côté de la poitrine, on n'observe qu'un peu d'étouffement et de la gêne dans la respiration, surtout dès que le malade fait un mouvement exagéré, comme pour saisir la corde de son lit, se mettre sur le bassin. A la suite de pareils efforts, il n'est pas rare de voir survenir une syncope. Les fonctions digestives sont troublées, perverties; l'appétit est nul; quelquefois le malade éprouve un dégoût insurmontable pour les aliments, pour la viande principalement; la soif est assez vive, les vomissements sont fréquents; l'estomac supporte difficilement la nourriture la plus légère. Dans certains cas, une diarrhée abondante, continuelle, a lieu, ou bien une constipation opiniâtre, et à chaque effort de défécation survient une hémorrhagie qui se mêle aux matières intestinales expulsées, conditions nouvelles et incessantes d'augmentation de cet affaiblissement où se trouve le malade.

Du côté de la circulation, on observe des troubles réels, des palpitations nerveuses, fatigantes, s'exagérant sous la moindre influence, telle qu'un changement de position dans le lit, une contrariété, une émotion morale. A l'auscultation, on constate un bruit de souffle bien marqué, quelquefois demi-râpeux à la base; on le retrouve dans les carotides. Chez les femmes encore réglées, la menstruation devient irrégulière, quelquefois même elle se supprime; ou bien des hémorrhagies passives, par altération soit primitive soit consécutive du sang, s'ajoutent tantôt à l'écoulement muqueux, tantôt à l'écoulement sanguin par l'anus, ou même à tous les deux. A cette période, ordinairement une fièvre hectique se développe, tandis qu'au début, on observe tantôt un ralentissement notable du pouls, qui peut descendre jusqu'à 48 pulsations par minute; tantôt une accélération du pouls sans fièvre, comme chez tous les chloro-anémiques. La peau devient chaude, se couvre d'une sueur visqueuse, et le malade se plaint néanmoins d'une sensation générale de refroidissement; on rappelle difficilement chez lui la chaleur, tant la calorification s'opère mal dans cette organisation entièrement épuisée. Si on abandonne la maladie à elle-même, cet état s'aggrave tous les jours. Un traitement interne, tonique, ferrugineux et analeptique, lors même que l'estomac peut le supporter, ce qui est rare, ne parvient pas seul à arrêter les progrès rapides de cette profonde cachexie, à laquelle MM. Raige-Delorme et P. Bérard (1) n'hésitent pas à donner le nom de *phthisie hémorrhoïdale.* Un point fort intéressant à signaler dans cette description, c'est l'alternation des hémorrhagies, quelquefois considérables, avec une diarrhée assez abondante, ou avec un écoulement de mucosités, qui simulent parfaitement la diarrhée. Cet écoulement de mucosités est fort important à connaître; chez certains malades, il remplace entièrement les pertes de sang, et cause leur épuisement par sa continuité et par son abondance. Quelquefois cette sécrétion précède l'écoulement de sang, d'autres fois elle lui succède et alterne avec lui; dans les cas de bourrelets hémorrhoïdaux non saignants, elle existe seule. J'ai vu tout dernièrement, en ville, un fait de ce genre chez un homme de quarante-huit ans, mouleur d'ornements en cartonpierre : les mucosités s'écoulaient si abondamment, que le malade avait été obligé de se garnir l'anus d'une serviette. Lorsque je l'examinai, le linge était fortement imprégné d'un liquide mucoso-albumineux, tout à fait comparable au liquide que sécrètent les follicules du col de l'utérus, filant, d'une teinte légèrement ambrée, d'une odeur fade, tachant un peu le linge; ces glaires étaient rendus spontanément à de courts intervalles, et avec des ténesmes fort douloureux depuis deux jours seulement. Au moment où je le priai de faire quelques efforts d'expulsion pour faire sortir les hémorrhoïdes, deux glaires furent successivement et rapidement expulsés sous mes

---

(1) *Dictionn. de méd.*, t. 15, p. 205, art. *Hémorrhoïdes.*

yeux hors de l'orifice anal, comme des crachats. Je les reçus sur un linge et les examinai avec soin : ils offraient les caractères précédents. Je constatai en même temps l'existence d'un bourrelet hémorrhoïdal, au niveau de la réunion de la muqueuse et de la peau de l'anus, composé de cinq petites tumeurs violacées ; elles existent depuis deux ans, et n'ont occasionné que deux fois de la douleur et un peu de congestion anale ; elles n'ont jamais rendu de sang. C'est la première fois que le malade éprouve cet écoulement muqueux qui l'inquiète beaucoup, et lui cause des douleurs assez vives dans l'anus et dans les bourses. Le bas-ventre n'est pas sensible au toucher. Le malade a été purgé, il y a trois jours, avec de la manne, à cause d'un petit état bilieux, et il a rendu des matières fécales solides sans mélange de mucosités. Cet homme est habituellement constipé ; il est petit, maigre, d'un teint jaunâtre, cachectique. Le médecin qui traitait habituellement M. B. avait attribué cet écoulement à une dysenterie ; j'appelai son attention sur les hémorrhoïdes, en lui disant que cette sécrétion venait très-certainement de l'ampoule anale, sous l'influence d'une congestion momentanée du bourrelet. Le toucher rectal me l'avait prouvé. Quinze jours après ma visite, des accidents nouveaux et particuliers survinrent : MM. Nélaton et Cazeaux furent appelés et constatèrent, en outre du bourrelet, une tumeur encéphaloïde du petit bassin. Une ponction exploratrice fut faite par le rectum : le malade mourut quelque temps après. L'autopsie n'a pas été faite.

Ainsi donc, en pareille circonstance, c'est par le toucher qu'on s'assurera du siége et de la nature de cette sécrétion ; on ramène presque toujours avec le doigt une certaine quantité de matières muco-séreuses. M. P. Boyer (1) prétend qu'elles contiennent de l'albumine et de la fibrine ; il fait aussi remarquer qu'elles ne se confondent jamais avec les excrétions alvines.

---

(1) Boyer, nouvelle édition, t. 6, p. 563.

Cet écoulement muqueux rend quelquefois le diagnostic difficile. Il est fort important, comme l'a fait plusieurs fois notre maître, de constater si l'on a réellement affaire à des matières fécales ou à de simples mucosités, par une observation attentive du malade, continuée plusieurs jours. Il ne faut pas, en pareil cas, se fier au dire du patient, qui affirme presque toujours avoir la diarrhée. En effet, si l'on administre, dans cette croyance, des médicaments internes, des lavements appropriés, astringents, laudanisés, on s'aperçoit bientôt de leur inefficacité : ils n'ont aucune action sur cette sécrétion muqueuse, exclusivement fournie par l'extrémité inférieure du rectum, devenue variqueuse.

Ajoutons, pour terminer, à l'ensemble des phénomènes graves que je viens de décrire, les douleurs horribles, intolérables, causées par la chute si fréquente du rectum, par les bourrelets ulcérés, enflammés, ou étranglés par le sphincter, dans les efforts presque continuels de défécation, et l'on aura, je crois, un tableau à peu près complet, mais surtout fidèle, de la cachexie hémorrhoïdaire, dont j'ai cru devoir esquisser la première description, telle imparfaite qu'elle soit.

Que faire à cette redoutable affection ? L'excision est-elle praticable ? Il n'est pas permis d'y songer un seul instant. On opère ici sur un moribond ; la plus petite quantité de sang lui est précieuse, et la perte la plus légère peut devenir mortelle, même pendant l'opération. Les topiques de toute nature, la compression, la ligature, les caustiques, seraient impuissants. Le temps presse : si on ne le secoure à temps, le malade est perdu ; il faut prendre une détermination aussi rapide qu'utile, recourir à un moyen qui supprime à l'instant toutes ces pertes de sang ou de mucosités, car elles ne peuvent être supportées plus longtemps. C'est dans cette position extrême, c'est dans ces conditions si défavorables, que M. Boyer, guidé par des idées nouvelles d'anatomie pathologique et de séméiologie pratique, éclairé par des revers causés, en pareil cas, par la méthode de l'excision et du tamponnement, se décida à opérer le premier malade, qui nous a offert le type de la description précédente, par la cautérisation au fer rouge. Nous verrons bientôt quel succès merveilleux a couronné ce premier essai, qui devait être l'heureux prélude de vingt autres guérisons obtenues avec le même moyen.

---

# DEUXIÈME PARTIE.

## HISTORIQUE DU CAUTÈRE ACTUEL DANS LE TRAITEMENT DES TUMEURS HÉMORRHOIDALES.

En 1754, l'Académie royale de chirurgie proposa la question suivante pour sujet de mémoire :

« Le feu ou cautère actuel n'a-t-il pas été trop employé par les anciens et trop négligé par les modernes ? En quel cas ce moyen doit-il être préféré aux autres pour la cure des maladies chirurgicales, et quelles sont les raisons de préférence ? » De la Bissière (1) remporta le prix. Il s'exprime ainsi dans un passage de son mémoire : « L'usage du fer rouge, devenu universel dans les premiers siècles de la médecine, sans beaucoup d'autres raisons que quelques événements heureux, est tombé par la suite dans un discrédit presque total avec aussi peu de fondement. »

Cette sorte d'aphorisme s'applique merveilleusement au traitement curatif des hémorrhoïdes. En effet, la cautérisation au fer rouge, dans l'affection hémorrhoïdale, était une opération familière aux anciens, et elle est tombée aujourd'hui dans un discrédit qu'on ne s'explique guère, lorsqu'on voit la plupart de nos chirurgiens recourir au cautère actuel, avec tant d'empressement et de con-

---

(1) De la Bissière, *Mém. de l'Académ. roy. de chirurg.*, 1755, p. 335.

fiance pour conjurer les accidents consécutifs à l'excision, qui mérite certainement beaucoup mieux, et à plus de titres, la défaveur si
injustement jetée sur le fer rouge. Mais ce qui nous a le plus vivement surpris, c'est de chercher en vain dans tous les écrits modernes,
qui exposent même au long les divers modes de traitement actuels
ou antérieurs, l'histoire de la cautérisation au fer rouge.

Quelques lignes qui rappellent ce procédé au souvenir des lecteurs,
un blâme sévère, universel, laconique, à peu près exprimé de même
dans tous les livres, ne reposant sur aucun fait : telle est en résumé
la substance de la réprobation générale jetée sur le cautère actuel.
Il nous semble donc de première importance de chercher à combler
ce vide, à établir l'histoire de ce puissant moyen, qui a rendu de si
grands services à nos pères, avant de passer à son appréciation, et
par suite à sa justification.

Hippocrate (1) conseille, pour guérir les hémorrhoïdes internes,
d'introduire dans le rectum une canule de la grosseur d'un médiocre
roseau, et d'insinuer dans la cavité un cautère ardent, que l'on en
retirera de temps en temps, afin que le malade puisse en supporter
la chaleur, que l'intestin ne s'ulcère pas, et que les boutons hémorrhoïdaux s'affaissent et se dessèchent.

« Cauterium parare oportet in modum arundinis vallatoriæ (phrug-
« mitem vocant), et in ipsum ferramentum probe congruens accom-
« modare ; deinde immissa in sedem fistula, candens ferramentum in
« eam dimittere, crebroque eximere, quo magis calorem toleret, ne
« que alius ex calore contrahat, et venulæ exsiccatæ contubescant. »

Quant aux hémorrhoïdes externes, Hippocrate les brûlait directement ; il avait pour cette action sept ou huit cautères, dont la tige,
semblable à un gros stylet, était recourbée, et surmontée d'une platine de la largeur d'un de nos deniers. Il purgeait le malade, et

---

(1) Hippocrate, *Liber de hœmorrhoïdibus*, interpret. Foësius et Cornarius.

l'ayant fait coucher sur le dos, le bassin relevé, il attirait au dehors les boutons, le plus qu'il pouvait avec les doigts ; ensuite il les cautérisait, jusqu'à ce qu'il eussent disparu.

« Ferramentum, septem octove parari jubeo quæ magnitudine « palmam, et crassum specillum crassitudine æquent ; extrema parte « recurva, et in summi oboli parvi formam lata. Post exhibitum pre- « die medicamentum purgans, homo supinus reclinatur, pelvino « que lumbis supposito, sedes digitis quam maxime foras educitur, « tum candentibus ferramentis uruntur, quoad resiccentur, ita ut « ne contingant. »

Il ajoute plus loin qu'il faut faire tenir par des aides les mains et la tête du patient, afin qu'il ne fasse aucun mouvement, et qu'il crie davantage pendant l'opération ; car par là le fondement se présentera bien plus au dehors. « Inter urendum autem a quibusdam caput « et manus detineantur, ne moveatur, sed clamet qui inuritur ; hoc « enim pacto anus magis proeminet. »

Ce chapitre important est intitulé :

« Alius venarum sanguinem in ano funduntium curationis modus. »

Hippocrate a encore conseillé le cautère objectif pour arrêter le flux immodéré des hémorrhoïdes. « Sin minus ustio adhibenda, cum « cautione ut ne ferro attingantur, sed prope admotis ferramentis « desiccentur tubercula. »

On n'a rien dit de plus, depuis Hippocrate, sur ce genre de traitement. Celse, Galien, Aetius, Sennert, Oribase, Paul d'Égine, Actuarius, ont commenté ou développé certains passages et certains points des doctrines hippocratiques. A cet égard, les Arabes, et les premiers restaurateurs de la chirurgie en Occident, ne firent que reproduire les préceptes des anciens. C'est ce que l'on constate en consultant Avicennes, Albucasis, Guy de Chauliac, Fabrice d'Aquapendente, etc.

Celse dit, à l'occasion du traitement chirurgical des hémorrhoïdes : « Toute varice nuisible se consume par le cautère actuel,

ou se retranche par le moyen du scalpel. » Marc-Aurèle, Séverin (1)
et Scultet (2) sont plus exclusifs ; on trouve dans ces deux auteurs
des faits précieux que nous invoquerons bientôt, et des règles des-
tinées à diriger l'emploi du fer rouge en cette circonstance, comme
moyen curatif. Moreau, chirurgien distingué de l'Hôtel-Dieu, a
porté plusieurs fois le cautère cutellaire sur des bourrelets hémorrhoïdaux qui sortaient par l'anus. Morand en parle avec éloges.

Dekker l'a vu souvent employer en Hollande. Lobstein s'est servi
du cautère actuel en 1784, pour guérir Meckel, de Mayence, qui
était sur le point de succomber à l'affection hémorrhoïdale. Percy (3)
a pratiqué aussi la cautérisation en ce cas.

Sabatier (4) propose de faire l'ablation des tumeurs hémorrhoïdales avec un cautère en forme de couteau rougi à blanc : « Du
moins, dit-il, on n'aurait point d'hémorrhagie à craindre, et l'on
pourrait même compter sur le dégorgement de la partie malade. »

Enfin, depuis plusieurs années, beaucoup de nos chirurgiens modernes ont employé le fer rouge avec succès.

Telle est, jusqu'à notre époque, l'histoire de la cautérisation
immédiate dans l'affection hémorrhoïdale. Fort usité dans les premiers temps de la médecine, ce moyen était tombé tout à fait dans
l'oubli, lorsque M.-A. Séverin et Scultet cherchèrent à le remettre
en vigueur. Malgré l'autorité et les résultats de ces deux célèbres
chirurgiens, la cautérisation fut de nouveau abandonnée, sauf de

---

(1) Severino (Marc. Aurel.), *de Efficaci medicina, libritres qua herculea quasi
manu, ferri ignisque viribus armata, cuncta sive externa, sive interna feriora et
contumaciora mala colliduntur, proteruntur, extinguuntur;* Francfort-sur-le-Mein,
1646.

(2) Scultet, *Arsenal de chirurgie* ; 1712.

(3) Percy, *Pyrotechnie, chirurg. prat.*; 1811.

(4) Sabatier, *Médecine opératoire,* t. 3, p. 682.

quelques apologistes, qui élevèrent la voix de temps en temps en sa faveur.

Mais, de nos jours, les hémorrhagies fréquentes qui résultaient de l'excision des hémorrhoïdes ont beaucoup contribué à la renaissance, pour ainsi dire, du cautère actuel. En effet, comme nous l'avons dit plus haut, Dupuytren appelle à son secours cette ancre de salut presque à chaque opération d'ablation de tumeurs hémorroïdales ; il vante les bons effets, la supériorité de ce moyen hémostatique, son innocuité ; alors son interne de prédilection, M. Marx, lui soumet l'idée de la cautérisation immédiate après l'excision comme le moyen le plus efficace, le plus sûrement préventif d'hémorrhagie consécutive. Dupuytren adopte cette pratique vers la fin de sa carrière. L'usage du fer rouge redevient plus familier à ses élèves ; l'idée de cette application plus étendue germe dans leur esprit et survit à la mort du grand professeur ; cependant, par un reste de timidité, de crainte exagérée, les chirurgiens l'abandonnent encore quelques années ; ce moyen tombe dans l'indifférence et l'oubli avec le traitement chirurgical des hémorrhoïdes. Enfin, en 1841, un des élèves distingués de Dupuytren est amemé par l'expérience, par la force des choses, par l'hémorrhagie qui a failli lui enlever un opéré, et par l'efficacité constante en ce cas du fer rouge, M. Bégin (1) est amené à se demander si l'application directe du cautère actuel, sans excision préalable, ne serait pas le meilleur et le plus simple mode de traitement. Un cas se présente sous peu de jours ; M. Bégin cautérise sans hésiter, et il obtient un succès rapide, complet, qu'il peut comparer dans le même moment aux effets de l'excision suivie de la cautérisation, effets beaucoup plus lents et d'ailleurs horriblement douloureux. Enhardi par ce fait, ce chirurgien recommence cette expérimentation, si l'on peut appeler ainsi le renouvellement d'une méthode opératoire, appuyée

---

(1) *Annales de la chirurg. française et étrangère*, t. 3, p. 180 ; 1841.

de l'expérience de nos pères, et il réussit dans le second cas comme
dans le premier. Dans un mémoire, consacré d'ailleurs à d'autres
affections graves de l'anus et du rectum, M. Bégin publie deux faits
de cautérisation et les réflexions qui lui ont été suggérées par les
résultats de ce traitement. Ce mémoire ranime l'attention de quelques chirurgiens aveuglés par une indifférence pleine de prévention
contre ce moyen thérapeutique puissant ; on l'essaie, et les partisans les plus zélés de l'excision sont étonnés du succès qu'ils obtien-
nent avec le cautère actuel , et surtout de la sécurité que l'opération
entraîne après elle. Des praticiens distingués et de jeunes opérateurs, appuyés de ces faits, se hasardent et réussissent comme les
premiers.

Telle est la gradation insensible par laquelle l'esprit chirurgical a
été ramené à une méthode primitive, si utile à nos pères. C'est ainsi
qu'après des considérations philosophiques très-divergentes, après
bien des essais théoriques, des hypothèses, en un mot après s'être
égaré fort loin, l'esprit humain revient souvent au point de départ.
Guidé en effet par ce principe émis par Baglivi : « Novi veteribus
« non opponendi, sed, quod fieri potest, perpetuo fœdere fungendi, »
j'ai dû relier nos succès à ceux d'Hippocrate, de Séverin, Scultet,
et de tant d'autres, afin de prouver que cette méthode est destinée à
nous rendre des services aussi importants que ceux qu'elle rendait à
nos prédécesseurs. Je vais donc étayer sur les faits anciens et nouveaux de cautérisation que j'ai pu recueillir l'apologie du cautère
actuel et de son emploi.

Convaincu d'ailleurs, comme M. Bégin, de la vérité suivante :
« Si l'art s'enrichit par l'acquisition de procédés nouveaux, il
se perfectionne aussi par l'emploi judicieux des procédés qu'il possède déjà. »

Terminons cet historique par la réflexion suivante : des succès
purement empiriques et constants ont, il est vrai, seuls déterminé
le choix des anciens dans l'application du fer rouge ; mais il faut dire
que les renovateurs de ce mode de traitement ont été guidés par

des idées méthodiques , par la comparaison raisonnée des avantages et des inconvénients des autres moyens chirurgicaux, et surtout par des études anatomo-pathologiques plus exactes et plus avancées des tumeurs hémorrhoïdales ; c'est une différence capitale à signaler, car elle assure à la thérapeutique un mode opératoire aussi logique que puissant dans le traitement de l'affection qui nous occupe.

Le recueil des observations suivantes, que je soumets autant à la curiosité qu'à l'appréciation du lecteur, va, comme preuves palpables et parlantes, confirmer les opinions et l'historique que je viens d'exposer ; c'est sur lui que s'appuie tout l'édifice de mon travail. Si je suis un peu prodigue d'observations , qu'on me pardonne en faveur du fait important de thérapeutique que je veux proclamer et prouver d'une façon solide et sérieuse. Je serai largement récompensé de mes laborieuses recherches bibliographiques, si elles me permettent d'atteindre le but que je me propose.

### OBSERVATIONS DE CAUTÉRISATIONS D'HÉMORRHOIDES PAR LE FER ROUGE, TIRÉES DES AUTEURS ANCIENS ET DES AUTEURS MODERNES.

Après Hippocrate, c'est sans contredit à Scultet (1) que l'on doit l'exposé le plus net et le plus précis des règles et des conditions d'application du fer rouge au traitement des hémorroïdes soit internes, soit externes. Voici comment il divise son sujet et comment il s'exprime :

1° *De l'opération des hémorrhoïdes enflées.* « Lorsque les hémorrhoïdes sont enflées sans douleur et sans inflammation, je prends le ferrement large de la figure 3 (cautère nummulaire monté sur une tige coudée), bien ardent, que j'approche des hémorrhoïdes sans les

_____

(1) Scultet, *Arsenal de chirurg.*, p. 313 ; 1712.

toucher, faisant sentir seulement la chaleur du feu autant que le malade peut le souffrir. Je préfère ce cautère à tête ronde d'Hippocrate, parce qu'il achève bien plus promptement l'opération, excepté quand, entre les hémorrhoïdes enflées, il y en a quelques-unes qui fluent, car alors le cautère ovalaire est préférable au large, parce qu'en laissant les hémorrhoïdes qui versent le sang au grand soulagement du malade, il ne dessèche que celles qui sont simplement enflées. Les hémorrhoïdes internes sont quelquefois simplement enflées; mais, comme on ne peut les voir, à cause de leur profonde situation dans le rectum, et encore moins les toucher avec le cautère ardent, large ou ovalaire, il faut avoir recours à la canule solide, que l'on introduira toute froide et enduite seulement de blancs d'œufs battus, en sorte qu'elle puisse dessécher peu à peu les hémorrhoïdes profondes.

2° *De l'opération des hémorrhoïdes qui fluent par excès ou qui sont ulcérées.* « Quand les hémorrhoïdes versent abondamment du sang, il faut les toucher l'une après l'autre avec le ferrement de la table 20, à l'exception d'une seule; mais le flux des hémorrhoïdes est quelquefois si opiniâtre, qu'il est impossible au plus habile médecin de l'arrêter, ni par les révulsions, ni par les astringents, tant pris par la bouche qu'injectés dans l'anus ou appliqués extérieurement. J'ai expérimenté l'opiniâtreté d'un semblable flux à Venise, où j'ai exercé la chirurgie pendant un an, et où il se présente des occasions fréquentes de traiter les hémorrhoïdes qui règnent beaucoup plus en Italie qu'aux pays moins chauds. Un noble Vénitien de la maison des Contarini, âgé de 26 ans et d'un tempérament sanguin, fut attaqué au printemps, pour la première fois, d'un flux excessif d'hémorrhoïdes externes qui l'obligea de me faire appeler. Je lui ouvris d'abord la basilique droite pour faire révulsion, et j'ordonnai qu'on appliquât des ventouses sèches sur le dos, et qu'on fit des ligatures aux extrémités supérieures, et je lui fis souvent user de vieille conserve de roses, mêlée avec le safran de mars. Je mis sur la partie les plus forts astringents mêlés avec le blanc d'œuf et étendus sur le coton brûlé , avec le bandage requis , sans pouvoir arrêter le sang qui coulait si abondamment, que le malade , de vermeil qu'il était auparavant , devint tellement pâle qu'on craignait pour sa vie. Dans cette extrémité , je déclarai au malade, qui était presque moribond, et à ses parents, qui étaient présents, que le seul moyen d'arrêter ce flux de sang , et par conséquent de lui sauver la vie , était, suivant Hippocrate, Aetius et Sennert, *la cautérisation des veines par où le sang se perdait*, appuyant ma proposition par l'aphorisme 6 , section 8 , qui porte « que les maladies extrêmes requièrent les remèdes extrêmes , et que celles que les remèdes ne guérissent point sont guéries par le fer, et que si le fer ne les guérit point, elles seront guéries par le feu » ; omettant à dessein les derniers mots qui disent que ce que le feu ne guérit pas ne reçoit aucune guérison , de peur que le patient ne désespérât du rétablissement de sa santé. Le malade , qui se sentait mourant , me crut, et me promit, en me touchant la main , de souffrir patiemment la cautérisation , puisque c'était son dernier recours. Je m'en allai au plus vite à mon logis prendre les instruments, et les ayant donnés à mon serviteur, qui me les rendit bien ardents, j'en touchai l'un après l'autre les petits orifices des veines hémorrhoïdales d'où le sang coulait , et j'y fis l'eschare , commençant par cautériser les supérieurs , afin que le sang qui sortait des ouvertures qui n'étaient pas touchées ne pût pas éteindre les ferrements ardents avant la fin de l'opération. Le sang ayant été arrêté de cette manière , le malade recouvra sa première santé , en observant un bon régime de vivre , et se faisant appliquer de trois mois en trois mois quatre ventouses scarifiées , deux sur les épaules , deux sur le dos , de sorte qu'il vécut dix ans dans une parfaite santé et exempt du flux hémorrhoïdal. »

Peut-on offrir une observation plus intéressante, plus complète, et plus concluante , dans l'affection hémorrhoïdale ? Plus loin Scultet ajoute : « Il faut pourtant dessécher quelquefois des hémorrhoïdes internes par la cautérisation , particulièrement quand elles dégénèrent en ulcères, de crainte qu'elles ne se changent en fistules. C'est pourquoi on introduira dans l'anus une canule trouée à côté, dans laquelle on plonge plusieurs fois le stylet ardent, le retirant aussitôt, comme il a été enseigné touchant la méthode de cautériser les narines, observée par Spigelius. Ce moyen est d'autant plus sûr, que les parties voisines des hémorrhoïdes ulcérées sont garanties des injures du feu. La douleur étant apaisée par les anodins et l'eschare séparée, l'ulcère sera incarné par les sarcotiques et consolidé par les épiclotiques. »

Tels sont les renseignements importants que Sculfet nous donne sur ce mode de traitement des hémorrhoïdes. Nous citerons, après cet auteur, M.-A. Séverin (1), qui vivait bien avant lui, mais qui s'étend beaucoup moins sur ce sujet. « En 1569, dit-il, un nommé Frédéric Corticus, affecté d'hémorrhoïdes avec flux immodéré, pour lequel il avait fait plusieurs remèdes inutilement, vint consulter à Padoue ; mais les médecins se jugèrent incompétents, et mandèrent Fabricius de Naples, expert dans ces affections ; il fit incision, ligature, et cautérisa avec le fer rouge. Le malade fut quitte en peu de jours des conséquences de l'opération, comme aussi du flux, et fut entièrement guéri, à l'admiration de chacun. » M.-A. Séverin, encouragé par ce fait, raconté d'après Massaria, cautérisa semblablement une seule fois un religieux fort incommodé d'une petite varice de l'anus qui lui faisait grande douleur, et qui n'avait obtenu aucun soulagement des remèdes internes et externes. « Il se porte à présent très-bien, dit cet auteur, au lieu qu'on le croyait auparavant être sur le point de mourir. » Ce fait nous paraît fort intéressant, car il nous apprend que M.-A. Séverin, malgré son entraînement pour le fer rouge, malgré l'engouement dont on l'accuse pour ce moyen, n'en pratiqua l'application sur les hémorrhoïdes qu'après un beau

---

(1) M.-A. Séverin, *Pyrotechnie*, lib. 11, cap. 97.

succès bien constaté et bien obtenu de la main de Fabricius, à qui cette opération était familière, et avait acquis une juste réputation à Naples et à Padoue, réputation à coup sûr fondée sur d'autres succès aussi brillants.

Moreau, chirurgien distingué de l'Hôtel-Dieu, prétend, au rapport de M. Lepelletier (de la Sarthe), avoir plusieurs fois, avec avantage, porté le cautère cutellaire sur des bourrelets hémorrhoïdaux qui sortaient par l'anus. L'auteur qui fait cette citation n'indique pas dans son immense bibliographie où il a trouvé cette assertion. Il nous eût été fort utile de remonter à la source et de reproduire ici les observations, si toutefois elles ont été publiées ; cependant nous devions rappeler que l'emploi de cette méthode a été plusieurs fois favorable à ce grand chirurgien : c'est là un fait important à enregistrer.

Percy nous dit dans sa *Pyrotechnie*, p. 274 : « Heghuy et Vennekool ont eu recours au fer rouge, de la connaissance de Lamzwerde, pour emporter à un paysan de Slot, âgé de soixante-dix ans, un paquet hémorrhoïdal considérable ; cette observation est consignée dans l'ouvrage de Scultet. Lobstein s'en est servi en 1784 pour guérir Meckel, de Mayence, à qui je n'avais même pas osé laissé entrevoir la possibilité de la cure que lui procura ce grand chirurgien.

« Animé par ce dernier exemple, je me décidai, l'an dernier, à brûler à un jeune homme de Béthune de gros boutons hémorrhoïdaux, dont j'avais déjà fait une fois la résection, et dont il voulait, à quelque prix que ce fût, être délivré, parce que ces boutons, étant sous la puissance du sphincter, le faisaient souffrir sans cesse, soit qu'ils fussent rentrés, soit qu'ils fussent sortis. J'en vins à bout ; mais je ne sais si je pourrais recommencer une pareille opération, tant les douleurs furent aiguës, les cris perçants, et les suites orageuses. Je ne la recommanderai pourtant pas moins lorsqu'on aura excisé infructueusement ces groupes moitié hémorrhoïdaux, moitié fongueux, qui obstruent le rectum, qui le renversent douloureusement, et à travers lesquels les excréments sont obligés de passer comme par une filière ; mais je préviens que le malade achètera chèrement la guérison que ce moyen seul peut lui procurer. »

Quoique cette observation ne paraisse pas nous être très-favorable au premier abord sous deux points de vue, douleurs violentes et suites orageuses, nous avons dû agir avec conscience, et ne pas tronquer la citation en notre faveur. Mais je ferai remarquer que Percy agissait sur des hémorrhoïdes enflammées, douloureuses au suprême degré, étranglées la plupart du temps par le sphincter, et déjà excisées, conditions très-fâcheuses selon nous. Enfin nous noterons que cela n'empêche pas Percy de conclure à l'emploi de ce moyen', qui, seul, peut procurer une guérison, alors que tous les autres sont inefficaces et impuissants. Et d'ailleurs, des suites sont-elles bien fâcheuses quand la guérison est une des conséquences du traitement. De plus, nous opposerons à ce fait unique de Percy beaucoup d'autres plus simples, et partant plus heureux ou moins cruels. Ruland (1) tarissait sur lui-même le flux immodéré de boutons hémorrhoïdaux par la simple admotion d'un fer chaud. Manget (2) parvint à sauver plusieurs malades des dangers de cette hémorrhagie en tenant une lame ardente à distance de l'anus. Fallope raconte que la gangrène étant survenue à l'anus et aux parties voisines chez un jeune homme dont on avait irrité les hémorrhoïdes par des topiques âcres, on enleva plus de six livres de chairs pourries, et qu'on appliqua 75 fois le cautère actuel. Il pourrait y avoir de l'exagération dans ce récit, ajoute Percy ; mais il n'en est pas moins vrai que le feu est le souverain remède dans la mortification des parties, qui, comme celles qui avoisinent le fondement, abondent en graisse et en tissu adipeux.

A une époque plus rapprochée de nous, Boyer, malgré son éloi-

---

(1) Ruland, *Curat. empiric.*, t. 3, p. 201.
(2) Manget, *Biblioth. pratic.*, t. 11, cent. 1, p. 743.

gnement pour le cautère actuel dans les maladies de l'anus et du rectum, cite le fait suivant de cautérisation de cet intestin affecté d'un prolapsus grave.

« Un jeune homme de vingt-deux ans, d'un assez bon tempérament, avait depuis un an un renversement du rectum avec ténesme douloureux, évacuations alvines, sanguinolentes, et même hémorrhagie ; les digestions se faisaient mal, la tumeur avait le volume du poing d'un adulte, elle était parsemée d'un grand nombre de vaisseaux variqueux ; on pouvait la réduire, mais il était impossible de la maintenir dans sa place naturelle, malgré l'usage d'un tampon de charpie introduit dans l'anus. Des lavements toniques et calmants, le vin, le quinquina, et plusieurs autres fortifiants, furent insuffisants. M. Kluiskens eut recours au cautère actuel, et fit, dans l'espace d'environ six semaines, sept à huit applications de fer rouge sur toute la surface de la tumeur. Elle diminua successivement de volume, le ténesme et l'hémorrhagie cessèrent ; la suppuration, d'abord abondante, devint moins considérable. La tumeur réduite, on introduit dans l'anus une tente de charpie enduite de cérat ; peu à peu l'intestin se rétrécit, les ulcères se cicatrisèrent, et le malade, parfaitement guéri dans l'espace de deux mois, ne fut plus exposé au renversement du rectum, lors même qu'il rendait des matières stercorales avec effort. »

Nous ne saurions produire en faveur des bons effets et de l'innocuité du fer rouge une observation plus concluante et surtout plus authentique ; elle devra à bon droit, je l'espère, nous servir puissamment à l'article de l'apologie du cautère actuel.

C'est ici le lieu et l'instant de citer les sept observations d'excision de bourrelets hémorrhoïdaux enlevés par Dupuytren (1), obser-

---

(1) Dupuytren, *Leç. oral*, t. 4 ; *de l'Excision des bourr. hémorrh.*

vations rapportées complétement dans les Leçons orales, et sur lesquelles il base la prééminence qu'il accorde à ce mode opératoire. Un seul opéré n'eut pas d'hémorrhagie ; sur les 6 autres, 2 furent tamponnés avec une vessie de porc remplie de charpie. Les 4 autres furent cautérisés avec le fer chauffé à blanc ; 2 le furent immédiatement après l'opération ; les 2 autres furent cautérisés au moment d'une hémorrhagie interne considérable, qui prolongea de beaucoup l'épuisement et par suite la convalescence. L'homme qui fait le sujet de la 4e observation portait des hémorrhoïdes volumineuses, ulcérées, compliquées de chute du rectum ; chaque excision fut suivie d'une cautérisation assez profonde. On la renouvela quatre fois de suite ; les plaies guérirent en un mois. Ce fait a beaucoup d'analogie avec l'observation de Boyer que nous venons de citer. On peut les rapprocher avec fruit l'un de l'autre et constater l'identité des résultats très-heureux toutefois du fer rouge. Nous noterons aussi qu'il résulte des quatre observations de Dupuytren que la dysurie, la rétention d'urine, et la constipation, furent les conséquences de l'excision suivie de la cautérisation faite immédiatement ou peu d'heures après.

Ajoutons encore que l'emploi du fer actuel en pareil cas est resté traditionnel dans l'hôpital civil de Gand depuis le professeur Kluyskens, qui cautérisait directement dans les chutes du rectum, excisait les tumeurs hémorrhoïdales, comme Dupuytren, puis brûlait immédiatement avec le fer rouge. La presse médicale belge du 28 janvier 1849 affirme qu'on ne voit pas d'accidents résulter de cette pratique.

Voici déjà bien des faits favorables à la cautérisation ; mais nous avons encore par devers nous les cas heureux de M. Bégin, que nous croyons devoir livrer tout entiers à la méditation du lecteur ; car c'est de M. Bégin que date la régénération du cautère actuel. Il est bon de lui rendre cette justice, de le laisser nous faire connaître lui-même comment il est arrivé à remettre au jour un procédé mis au ban depuis si longtemps, et d'apprendre de sa bouche les résultats qu'il a obtenus et les conséquences qu'il en a tirées.

I^re OBSERVATION. — *Excision d'un bouton hémorrhoïdal, hémorrhagie interne ; cautérisation au fer rouge. Réflexions.* — « M. R., capitaine d'artillerie, fut admis à l'hôpital militaire de Strasbourg. Il est âgé de quarante-cinq ans, d'un tempérament sanguin bilieux, d'un constitution sèche ; sa santé avait toujours été bonne. Depuis plusieurs années seulement, il se plaignait d'une affection hémorrhoïdaire dont les progrès étaient assez rapides et alarmants. L'écoulement sanguin, après avoir été périodique, et ne se renouvelant qu'à de longs intervalles, était devenu plus fréquent, plus considérable, plus prolongé ; il se reproduisait, lorsque je vis le malade, à chaque défécation, par l'exercice du cheval, sous l'influence de tous les efforts musculaires un peu considérables. M. R. était affaibli, inquiet, et n'entrevoyait dans l'avenir que des conséquences sinistres de son état. Le toucher ne faisait reconnaître dans le rectum, à 3 centimètres environ de l'anus, qu'une saillie très-peu appréciable, molle, large, non douloureuse, placée sur le côté gauche de l'intestin. Les efforts, poussant au dehors cette partie de la membrane muqueuse, permettaient de voir une plaque vasculaire, d'un rouge brunâtre, un peu plus étendue que l'ongle du pouce, qui se continuait par sa circonférence avec la surface saine environnante, sans dureté appréciable à la base, et qui se gonflait et laissait suinter du sang de sa surface par la continuation de l'action expulsive et la compression des bords de l'anus.

« J'essayai ce que produiraient sur cette affection le repos, un régime doux, des lavements et des lotions avec des liquides froids astringents, et la cautérisation superficielle avec le nitrate d'argent fondu. Après six semaines de ce traitement, M. R. se trouvait beaucoup mieux ; l'écoulement avait diminué pendant la défécation, souvent même il n'avait pas lieu ; la plaque vasculaire paraissait moins rouge, moins élevée, moins étendue ; le teint avait repris de l'ani-

mation , et les forces de l'énergie. Le malade pensa que quelque
temps de repos , en convalescence , achèverait une guérison si bien
commencée , et il sortit de l'hôpital. Trois mois plus tard, il revint
plus faible , plus souffrant que jamais , et voulant à tout prix être
délivré d'un mal aussi insupportable. Après quelques jours de repos
et de préparation , le malade ayant fait des efforts pour mener à
l'extérieur la plaque vasculaire, qui était seulement un peu augmen-
tée dans toutes ses dimensions , je saisis celle-ci avec des pinces de
de Museux. Elle fut ainsi plissée, rendue saillante , et il me devint
facile de l'enlever avec des ciseaux courbes. Cette excision toute superficielle ne causa que peu de douleur ; je ne pus m'assurer si tout
le tissu vasculaire était enlevé , la partie étant rentrée aussitôt et du
sang baigant sa surface. Le toucher toutefois ne fit plus rien sentir
d'anormal , et après être resté quelques instants près du malade ,
afin de m'assurer si du sang ne s'écoulait pas en trop grande quan-
quantité , je le laissai dans l'état le plus satisfaisant.

« Rentré deux heures après à l'hôpital , j'appris que cet officier
avait éprouvé de la faiblesse et même une syncope. Je le trouve pâle,
mais ranimé ; le ventre n'était pas sensiblement élevé, et aucune
chaleur insolite ne s'y faisait sentir ; le pouls était encore un peu
faible, mais cependant naturel. Le malade attribuait son indisposition
à l'impression morale qu'il avait éprouvée plutôt qu'à toute autre
cause.

« Il n'avait pas été sollicité à aller à la garde-robe, et le toucher ne
me fit rien sentir de particulier dans le rectum. Je me retirai donc,
ne prescrivant que quelques quarts de lavements froids, l'attention
de le peu couvrir, de la limonade pour boisson, et une potion anti-
spasmodique. A peine une demi-heure s'était écoulée, que l'on m'ap-
pela en toute hâte, annonçant que M. R. se mourait. Il était, en
effet, étendu sur son lit , décoloré, le pouls très-faible , le corps
froid , couvert d'une sueur visqueuse, et dans un état de demi-syn-
cope. Quelques frictions stimulantes, l'inspiration de liquides spiri-
tueux aromatiques, et quelques cuillerées de vin , le ranimèrent. Je

fis administrer un lavement avec l'oxycrat, qui produisit la soudaine évacuation d'une très-petite quantité de sang. Pendant ce temps, on fit chauffer deux cautères, et je préparai un gros tampon de charpie, qui fut noué avec du fil de laiton.

« Je préférai ce fil, que j'avais sous la main, au fil de chanvre, dans la crainte de brûler celui-ci pendant la cautérisation. Tout étant disposé, le tampon fut avec assez de difficulté, porté dans le rectum, puis, le malade faisant effort pour aller à la garde-robe, tandis que les fils étaient tirés avec précaution, la membrane muqueuse et les plaies parurent au dehors : une cautérisation assez forte fut pratiquée, et l'eschare ayant paru solide, aucun écoulement sanguin ne se faisant plus, le tampon acheva de céder aux tractions exercées sur lui, et les parties furent de nouveau abandonnées à elles-mêmes. Aucun accident inflammatoire ne survint, l'hémorrhagie ne reparut plus ; après la chute de l'eschare, la plaie se détergea, une cicatrice de bonne nature la recouvrit graduellement, et le malade quitta l'hôpital, ne présentant plus de traces de l'affection qui l'y avait fait entrer. Je suis resté encore plusieurs années à Strasbourg, et tout me porte à penser que la guérison a été solide.

*Réflexions.* « Il est incontestable pour moi que, si quelque affaire m'avait obligé de m'absenter le jour de l'opération, M. R. serait mort d'hémorrhagie, ainsi que la pratique chirurgicale en offre de trop nombreux exemples. Comment donc se mettre à l'abri de semblables dangers ? La ligature, autrefois employée, et que M. Amussat applique de nouveau avec prédilection, détermine parfois, d'une part, des accidents graves, analogues de ceux de l'étranglement, et de l'autre, ne peut pas toujours être facilement au moins placée autour de tumeurs larges en plaques, et dépourvues de pédicules. Je viens de lier de cette manière une tumeur pédiculée, longue de 6 centimètres au moins, attenant à la paroi antérieure du rectum, et vasculaire à son sommet; mon malade éprouva au moment de la constriction, une vive douleur, qui s'affaiblit ensuite, et il guérit sans accident. Mais le même moyen peut-il être appliqué, lorsque la production morbide ne présente pas une disposition aussi favorable. Je ne le pense pas. Pratiquer la résection et cautériser ensuite sont deux opérations successives, qui multiplient et les douleurs et les angoisses du malade ; ajoutez encore qu'il se peut que l'hémorrhagie déterminée par l'instrument tranchant résiste à la cautérisation, et que le malade succombe, malgré le secours qui lui est porté. J'ai donc pensé qu'il serait préférable, en pareille circonstance, de cautériser de prime abord. En agissant ainsi, on n'exerce qu'une seule action opératoire, on détruit sûrement le tissu morbide, il n'y a pas d'hémorrhagie possible, et la cicatrice résultant de l'action du feu présente les conditions de solidité et de résistance les plus favorables à une guérison radicale. »

Cette observation est extrêmement remarquable, car elle résume l'état de la science, l'incertitude du chirurgien, l'appréciation de la méthode de l'excision dans le traitement des tumeurs hémorrhoïdales, et fait ressortir en peu de mots tous les avantages du cautère actuel.

II⁰ OBSERVATION ( M. Bégin ). — *Cautérisation d'hémorrhoïdes internes ; guérison rapide.* — «Peu de jours après l'opération pratiquée à M. R. , se présenta un cas analogue, et qui me fournit l'occasion de mettre en pratique le résultat des réflexions auxquelles je m'étais livré. Il s'agissait d'un jeune soldat qui portait au rectum, à 2 centimètres ½ à peu près au-dessus de l'anus, deux plaques latérales, vasculaires, saignant continuellement, et en tout semblables à celles du capitaine. Après quelques jours de préparation, ce jeune homme ayant consenti à l'opération, j'introduisis dans le rectum un tampon, afin d'amener et de maintenir les plaques au dehors, et je les cautérisai à une profondeur suffisante. La douleur ne fut pas très-vive, aucun accident ne survint, et ce malade sortit de l'hôpital, complétement guéri, plusieurs jours avant M. R. Ces deux faits

7

m'enhardirent, je perdis la répugnance que m'avait inspirée jusque-là l'application du feu dans la région anale ; et les cas suivants, dans lesquels je l'employai avec succès, me semblent de nature à propager de plus en plus son usage. » — M. Bégin rapporte, à l'appui deux observations très-détaillées de chutes du rectum fort graves, parfaitement guéries par ce moyen, et termine par les réflexions suivantes :

« Cette cautérisation est instantanée ; la douleur ne paraît pas plus grande que lorsqu'on pratique les excisions multiples conseillées par Dupuytren, et ses résultats sont de beaucoup préférables. Constamment j'ai vu, après la chute de l'eschare, la plaie se déterger ; l'anus s'enfoncer, devenir solide et se resserrer au point de me donner la crainte, laquelle d'ailleurs ne s'est jamais réalisée, de l'avoir rendu trop étroit, et dès lors insuffisant pour les besoins de la défécation. Ou je m'abuse beaucoup, ou ce procédé, simple, facile, instantané, que nos anciens maîtres avaient recommandé, et qu'une chirurgie méticuleuse et timide laissa presque tomber dans l'oubli, est destiné à reprendre dans la pratique le rang qu'il n'aurait jamais dû perdre. La douleur immédiate est de peu de durée, les accidents qu'on pouvait redouter *a priori* sont presque nuls, et comme on peut aisément le concevoir, d'après la manière d'agir du feu, la guérison doit être autant assurée et durable qu'il est possible de l'obtenir... »

*Conclusions.* «Dans ce travail, ajoute M. Bégin, mon but a été d'établir, d'après les faits que j'ai observés en assez grand nombre, et, par suite, d'après une expérience qui ne laisse pas que d'être étendue : 1° que la cautérisation actuelle, si souvent employée autrefois en chirurgie, peut être d'une application fort utile dans certaines variétés de tumeurs hémorrhoïdales, non comme moyen hémostatique après l'excision, mais comme moyen primitif et unique de traitement ; 2° que la même opération constitue le procédé le plus certain que nous possédions pour guérir les relaxations de l'anus et les chutes du rectum, dans les nuances les plus graves de ces affections, et qu'il importe de distinguer avec soin leurs divers degrés, si l'on veut arriver à quelque précision dans l'indication et l'emploi des moyens curatifs qu'il convient de leur opposer. »

Tels sont les faits importants que j'ai puisés dans le mémoire de M. Bégin. Il est facile de voir que cet auteur est plus préoccupé du traitement de la chute du rectum que du traitement des hémorrhoïdes ; il est très-bref, mais très-précis, très-affirmatif, à ce sujet. C'est à lui qu'on doit les premiers essais de cette ancienne méthode, qu'il a remise au jour ; mais il n'a fait que tracer l'esquisse d'un travail sur ce point de thérapeutique : il fallait donc rassembler des matériaux en plus grand nombre, établir une discussion sur la valeur de ce moyen, en faire l'étude comparative, afin de poser des conclusions irréfutables, basées sur les faits, l'expérience, et l'observation la plus rigoureuse. Le sujet était donné, l'idée principale émise ; je me suis efforcé de compléter l'œuvre et d'établir solidement un principe de thérapeutique chirurgicale.

Après le mémoire de M. Bégin, nos chirurgiens actuels, quoique incertains encore sur la valeur réelle du fer rouge, abandonné et inusité depuis si longtemps, mais ébranlés par les assertions et la conduite de ce professeur distingué, se décident à essayer le cautère actuel, choisissant toujours, pour cela, des cas graves dans lesquels d'autres méthodes auraient certainement échoué. Je n'en demande pour preuve que le fait suivant, tiré de la pratique civile de M. Velpeau, et qu'un de nos bons collègues, le D<sup>r</sup> Deville, nous a communiqué par la lettre suivante ;

« Vers la fin de l'été de l'année 1844, j'ai été amené par M. Velpeau chez un cordonnier de la rue Saint-Antoine, pour l'aider a pratiquer une opération sur des hémorrhoïdes. Les hémorrhoïdes dataient de longtemps ; depuis plusieurs semaines, un énorme bourrelet hémorrhoïdal, comprenant tout le pourtour du rectum au-dessus du sphincter externe, était sorti au dehors, en prenant un grand volume, qui pouvait être comparé à celui du poing d'un adulte, au moment de l'opération. Le malheureux malade, toujours couché, ne pouvant pas dormir, était constamment tourmenté par des envies continuelles d'aller à la garde-robe : il se mettait souvent sur un pot, en se cramponnant aux objets extérieurs; mais le moindre effort de défécation était accompagné de douleurs horribles, qui l'obligeaient bientôt à s'arrêter pour continuer à endurer des souffrances nouvelles, mais moins vives. Quatre fers nummulaires, chauffés au rouge-blanc, furent successivement appliqués sur cet énorme bourrelet circulaire, qui s'affaissa, se flétrit presque complétement aussitôt. Le malade poussa quelques cris pendant cette cautérisation, mais il déclara qu'il avait eu beaucoup plus de peur que de mal, et que la souffrance qu'il venait d'endurer était bien inférieure aux douleurs atroces produites par sa maladie. On se contenta de pansements avec des compresses imbibées d'eau froide; on n'employa pas de mèches, ainsi que je me le rappelle bien, et que M. Velpeau me l'a confirmé ces jours-ci. Je n'ai pas eu l'occasion de suivre pas à pas les conséquences de l'opération; mais je sais qu'elle ne fut suivie d'aucun accident fâcheux, et que le malade guérit parfaitement, ayant son anus resserré et revenu à l'état normal au bout d'un mois environ. Le malade était un homme d'une quarantaine d'années au plus, d'une constitution robuste, mais qui commençait à s'affaiblir notablement. »

Cette observation est fort curieuse; car elle nous présente un bourrelet considérable, incurable par toute autre méthode entre les mains même de M. Velpeau, et qui cède rapidement et complétement en un mois, sans accident et sans douleur vive, à l'emploi du fer rouge.

Nous devons à M. Richet, chirurgien des hôpitaux, l'histoire qu'il nous a faite verbalement, de l'opération suivante.

« Dans le cours de l'année 1846, un homme, âgé de quarante-six ans, est entré à l'hôpital de la Charité pour une affection hémorrhoïdale. Tout autour de la circonférence de l'anus, on voyait des bourrelets hémorrhoïdaux formant une masse générale aussi volumineuse qu'une grosse noix, considérable surtout à la partie postérieure, et encore réductible. En examinant attentivement la tumeur, et pratiquant le toucher rectal, on constatait que cette tumeur remontait à deux centimètres environ au-dessus du sphincter; elle offrait comme un pédicule. Dans les efforts de la défécation, fréquemment sollicités par la tumeur elle-même, qui causait au malade une sensation de pesanteur intolérable, les bourrelets hémorrhoïdaux étaient projetés avec force au dehors; puis, le sphincter se reserrant sur eux, avait fini par leur faire perdre droit de domicile. La tumeur avait alors une couleur noirâtre foncée, comme celle qu'acquièrent des parties soumises à un étranglement circulaire, continu; on voyait de plus, à la surface, des ulcérations, si bien comparées par J.-L. Petit à des alvéoles de ruches d'abeilles. Cette tumeur fournissait une sanie sanguinolente qui épuisait le malade. Ajoutez à cela les douleurs inouïes que causait le passage des matières sur les points fissurés et ulcérés, l'action du sphincter se contractant sur les bourrelets déjà étranglés et enflammés, et l'on concevra sans peine l'urgence d'une opération définitive. Tout d'abord, M. le D$^r$ Richet, avant le développement d'accidents aussi graves, avait essayé, par des topiques de toute nature et une compression appropriée, à modifier l'état et les sécrétions des hémorrhoïdes internes; mais ce fut en vain. Il ne restait plus que le choix du mode opératoire.

« M. Richet repoussa sans hésiter l'idée de l'excision et de ses terribles conséquences. La ligature eût peut-être été praticable, mais il eut fallu d'abord faire la ténotomie anale. Cette opération complexe lui semblait peu favorable, dans l'état grave où se trouvait ce malade. On sait du reste que la ténotomie est quelquefois le point de départ d'un écoulement de sang assez considérable. M. Ri-

chet se décida, à l'exemple de Moreau, à pratiquer l'opération suivante : le malade ayant été préparé convenablement, le chirurgien
promena, dans toute la circonférence de la tumeur, un cautère cutellaire, chauffé au rouge blanc, dans le sens des plis rayonnés de
l'anus, comme faisait Dupuytren par le procédé de l'excision. Le
malade supporta avec courage l'opération, qui fut douloureuse, mais,
chose remarquable, suivie d'un soulagement immédiat. Pas de ténesme vésical, un gonflement modéré, peu de réaction générale,
une suppuration de bonne nature, modérément abondante, et une
cicatrisation complète et solide : telles furent les conséquences de
cette belle opération. Le malade sortit parfaitement guéri au bout
de six semaines. M. Richet a répété à l'hôpital Necker l'application
de cette méthode dans des circonstances analogues, et il a toujours
été aussi heureux. »

M. le D<sup>r</sup> Gosselin, à la même époque, a eu l'occasion, tant à l'Hôtel-
Dieu qu'à l'hôpital Saint-Antoine, de pratiquer trois fois la cautérisation de tumeurs hémorrhoïdales. Ces deux chirurgiens si distingués
m'ont affirmé que leur maître, Auguste Bérard, s'est servi six à sept
fois du fer rouge pour la cure radicale des hémorrhoïdes. Peut-
être les observations seront-elles citées un jour dans le *Compendium
de chirurgie pratique*; nous le souhaitons vivement. Notre excellent
maître, M. Nélaton, nous a donné tout récemment à cet égard des
renseignements aussi curieux que précis; il a consulté les notes de
Bérard qu'il possède. Nous avons constaté, dans une leçon très-in-
téressante faite le 19 janvier 1842 à la Pitié, par ce professeur, qu'il
avait adopté comme méthode opératoire l'excision des tumeurs
hémorrhoïdales, immédiatement suivie de la cautérisation au fer
rouge, et qu'il préférait ce mode à la cautérisation directe et unique
des hémorrhoïdes, pratiquée par les anciens, craignant, ajoute-t-il,
l'étendue et la profondeur de la brûlure, et la réaction inflammatoire violente qui en est la suite. L'homme qui fait le sujet de cette
leçon est un cordonnier âgé de quarante ans, affecté d'hémorrhoïdes

depuis l'âge de vingt-cinq ans. Le bourrelet, à la fois muqueux et cutané, était considérable, compliqué de chute du rectum et d'étranglement par le sphincter ; des hémorrhagies abondantes, des douleurs inouïes, avaient amené ce malade à un état de cachexie complète. L'excision et la cautérisation furent pratiquées avec succès.

Cette leçon est un résumé remarquable de l'histoire clinique des hémorrhoïdes et des divers modes de traitement ; elle renferme des réflexions pratiques d'une haute importance, qui confirment toutes les idées émises dans ce travail.

La thérapeutique des tumeurs hémorrhoïdales en était là en 1846 ; l'impulsion était donnée pour l'application du cautère actuel. On répétait en silence et avec arrière-pensée cette opération, et chaque fois un succès entier couronnait cette tentative. Cependant aucune observation n'était publiée à cet égard ; chacun gardait par devers lui les résultats de son expérience particulière, tant est grande et prédominante l'influence d'un préjugé, si injuste qu'il soit ! Les ouvrages de médecine opératoire les plus modernes restaient, et restent encore aujourd'hui, aussi indécis que peu explicites, je pourrais dire muets, à ce sujet. C'est en recherchant avec soin, c'est en questionnant avec persévérance la pratique des maîtres que je connaissais le plus particulièrement, que j'étais parvenu avec peine à réunir les premiers et importants matériaux qui précèdent dans mon mémoire de concours en 1847. Lorsque M. le professeur Boyer, notre bien affectionné chef de service, songea à méthodiser l'emploi du fer rouge, s'appuyant d'une part sur les résultats obtenus pendant dix années par l'excision et le tamponnement, raisonnant jusqu'à ses insuccès en pareille circonstance, invoquant d'autre part les lumières de nouvelles recherches d'anatomie pathologique, arguant enfin de l'impossibilité d'attaquer par l'instrument tranchant les bourrelets hémorrhoïdaux dans certains cas, sans avoir à redouter d'une manière inévitable une hémorrhagie presque toujours mortelle, ou bien la phlébite et la résorption purulente.

M. Boyer se décida, à l'exemple de M. Bégin, à se servir du fer rouge comme méthode exclusive et raisonnée dans le traitement des tumeurs hémorrhoïdales. Trois brillantes opérations sur des malades fort gravement et fort diversement atteints vinrent confirmer ses idées systématiques. L'année suivante, il publiait ces faits et toutes leurs conséquences dans le *Bulletin de thérapeutique*, élevant au rang des méthodes les plus générales et les plus puissantes le cautère actuel dans les hémorrhoïdes. Dès ce moment, l'élan fut universel, et, quand on questionne aujourd'hui les chirurgiens sur ce point de pratique, on est étonné du nombre considérable d'applications de ce moyen et des succès constants qui ont suivi son emploi. Sans compter tous les faits que j'ignore, il me suffira de citer ceux que je me suis efforcé de réunir depuis cette époque jusqu'à ce jour, pour convaincre tous les chirurgiens de la supériorité de cette méthode, ne fût-ce que par la généralisation de son emploi. Cette méthode s'est établie d'elle-même, en silence, sans le secours de la publicité des écrits périodiques, par la force même des faits, c'est-à-dire par la sécurité, la constance, et la simplicité de ses résultats. C'est cet état de choses qui m'a si fortement engagé à en proclamer longuement les avantages et à en publier les immenses bénéfices, si peu connus du public, dans un traité historique et pratique aussi complet qu'il m'a été possible de le faire. Il m'eût suffi peut-être de m'appuyer sur les nombreuses et fidèles observations de notre maître, qui a employé plus que tout autre le cautère actuel dans la maladie qui nous occupe; mais on jugera mieux, et sans partialité, la question, en lisant les résultate multipliés de chaque chirurgien. D'ailleurs la pratique individuelle des opérateurs nous révèlera quelques modifications aussi intéressantes qu'utiles dans le procédé opératoire, ce qui permettra, en pareille circonstance, de faire un choix basé sur l'expérience.

Voici les résultats de la pratique, soit dans les hôpitaux, soit en ville, de M. le professeur Nélaton, qui nous a communiqué verbalement, avec une extrême obligeance, les renseignements suivants :

*Premier fait.* — Un caissier d'une forte maison de banque italienne, demeurant à Paris, vint, vers la fin du mois de mars 1844, le consulter pour des tumeurs hémorrhoïdales. M. X. était affecté de cette maladie depuis une quinzaine d'années; il la supporta avec patience jusqu'au moment où la chute du rectum, venant s'adjoindre aux pertes de sang par l'anus, lui rendit la marche, la station presque impossible; en même temps, des souffrances continuelles et insupportables l'empêchaient de se livrer à ses occupations. Pour la premièrs fois, M. Nélaton eut recours à l'usage du fer rouge; à ce moment, l'emploi des anesthésiques était encore inconnu; l'opération fut donc très douloureuse, mais bien supportée. La guérison fut aussi simple que rapide. La cicatrisation n'était pas encore complète, et cependant ce malade put partir pour l'Allemagne, et dans une lettre portant la date du 23 mai de la même année, il témoigne à son chirurgien toute sa reconnaissance du succès de sa belle opération, et lui fait part de son parfait état de santé. M. Nélaton a eu bien des fois l'occasion de revoir son premier opéré qui ne conserve aucune trace des deux affections qui le tourmentaient; sa santé, depuis ce temps, est excellente.

*Deuxième fait.* — En 1846, un homme de cinquante ans, ayant un bourelet hémorrhoïdal bien prononcé, entre à l'hôpital Saint-Antoine. M. Nélaton croit devoir tenter l'application du caustique de Vienne. Cette application fut faite très-énergiquement; le malade accusa des douleurs extrêmement vives; la cicatrisation fut lente. Il rentre au bout d'un an pour être opéré radicalement, car les hémorrhoïdes n'avaient pas cédé à ce premier traitement. Le fer rouge, cette fois, fut préféré. Une guérison facile et complète fut la conséquence de cette opération.

*Troisième fait.* — En 1848, un homme de cinquante-cinq ans, affecté d'hémorrhoïdes très-anciennes, qui fournissaient peu de sang, mais une sécrétion muqueuse très-notable, entre à l'hôpital Saint-Louis; il est affaibli par les progrès de sa maladie. M. Nélaton cautérise les tumeurs hémorrhoïdales avec le fer rouge, et obtient une solide gérison; car il a revu plusieurs fois le malade qui se félicite tous les jours de son nouvel état de santé, et n'a jamais éprouvé, depuis la suppression de cette affection fort ancienne, le moindre accident général ou local.

*Quatrième fait.* — Le 27 juin 1851, il s'est présenté à l'hôpital des Cliniques un homme de trente-six ans, vigoureusement constitué, mais paraissant très-affaibli par une grave et douloureuse maladie. A l'âge de seize ans, le rectum commence à tomber pendant les garde-robes; il rentrait de lui-même. Mais peu à

peu la défécation devint plus difficile, plus douloureuse, la tumeur plus forte;
il fallut chaque fois la réduire avec les doigts. Bientôt le moindre effort devient
impossible sans amener l'issue du fondement. Une première hémorrhagie survint
en 1849, le sang coulait comme par une saignée; trois mois, puis deux mois,
puis six semaines après, les pertes de sang se renouvelèrent, devenant de plus
en plus fréquentes et plus considérables. Le malade raconte être tombé une fois en
syncope à la suite d'une de ces hémorrhagies. Ce malheureux en vint à ce point
de n'avoir pas huit heures de repos sur une semaine; la position horizontale était
la seule possible; il était obligé de prendre un lavement tous les jours, pour éviter le moindre effort. L'anus examiné, après la défécation, présente une tumeur
dont le volume est égal à celui des deux poings. On lui distingue deux portions:
une, externe, tenant aux téguments; l'autre, interne, concentrique, formée par
deux paquets hémorrhoïdaux énormes, rouges, saignants et très-douloureux.
Cet homme est pâle, abattu, sans forces; la face présente une bouffissure très-
remarquable. Les pertes de sang considérables et fréquentes qui ont eu lieu ont
plongé le malade dans cet état d'hydrohémie si bien caractérisé, que signalent
encore des étourdissements, des tintements d'oreilles, et surtout un bruit de
souffle intense au cœur et dans les carotides. M. le professeur Nélaton, dans une
leçon fort intéressante, faite à propos de ce malade, à l'hôpital des Cliniques,
discute le meilleur mode de traitement, rejette les caustiques comme insuffisants et très-douloureux, ou comme causes d'hémorrhagies consécutives; l'excision, comme impraticable en cas pareil; il donne enfin le choix à la cautérisation avec le fer rouge, dont la douleur s'éteint assez rapidement, quelques heures
après l'opération. Dans ce cas particulier, voici comment M. Nélaton a procédé :
après avoir engagé le malade à faire quelques efforts pour projeter la tumeur
au dehors, il fixe celle-ci avec un fil de métal qui la traverse dans son milieu de
droite à gauche; les deux chefs de cette anse sont maintenus par des aides. L'anus
est garni avec soin de compresses épaisses et mouillées qui enchatonnent ainsi
la tumeur. On endort le malade avec le chloroforme. A ce moment, M. Nélaton
promène, sur toute la surface de cette tumeur considérable, un nombre suffi-
sant de cautères rougis à blanc. Dès les premières applications, du sang est projeté avec force et abondance, comme par une saignée de plusieurs points de la
tumeur; et, chose remarquable, il sort des points qui n'ont pas encore été tou-
chés par le cautère. Pour hâter l'opération, un des aides est chargé de cautériser,
en même temps que l'opérateur, les diverses parties de ce bourrelet. L'hémorrhagie continuant dans un point, M. Nélaton saisit le vaisseau qui fournit le sang
avec une pince à lymphatiques, et la laisse attachée vingt-quatre heures. Le sang
ne reparut pas. Des compresses d'eau froides, des onctions de cérat : tel a été le

traitement consécutif. Le malade a guéri sans le moindre accident; après la chute des eschares, une suppuration modérément abondante, une cicatrisation simple et rapide, ont fait justice de ce bourrelet hémorrhoïdal et de cette chute énorme de rectum, ainsi que de toutes leurs fâcheuses conséquence. Cet homme a repris ses occupations; ses forces et sa santé première sont revenues.

*Cinquième fait.* — Peu de temps après cette opération si remarquable, il s'est présenté au même hôpital un jeune homme de vingt-six ans, affecté d'un bourrelet hémorrhoïdal. Le fer rouge fut appliqué; mais, huit jours après l'opération, ce jeune homme, nouvellement marié, tourmenté du désir de revoir sa femme, voulut quitter l'hôpital. M. Nélaton n'y consentit que difficilement, et recommanda au malade de revenir souvent se faire examiner. La guérison fut ainsi suivie; de simples onctions de cérat furent pratiquées sur les parties cautérisées. Au bout de deux mois, les hémorrhoïdes avaient disparu. On ne saurait citer un fait qui témoigne plus en faveur de l'innocuité et de la sécurité de ce traitement chirurgical des hémorrhoïdes, ainsi qu'en faveur de la certitude de ses résultats.

*Sixième fait.* — Au commencement de cette année 1852, un crieur au rabais, âgé de cinquante-quatre ans, vint à l'hôpital des Cliniques pour se faire traiter d'hémorrhoïdes, fort anciennes. Un bourrelet cutané entourait les tumeurs hémorrhoïdales formant un second cercle concentrique. Ces tumeurs étaient la source d'hémorrhagies fréquentes, et d'une sécrétion glaireuse abondante. Outre l'affaiblissement dû à l'ancienneté de la maladie et à ses accidents, le rectum, entraîné par la sortie du bourrelet soit pendant la marche, soit pendant la défécation, soit même pendant la station, causait une gêne et des douleurs insupportables à cet homme, qui se trouvait par suite fort empêché dans l'exercice de son métier. L'opération fut décidée, et M. Nélaton appliqua le cautère actuel. Aucun accident immédiat ou consécutif ne fut observé; dans ce cas, comme dans tous ceux qu'a observés cet habile opérateur, la guérison fut simple et rapide. Pour s'assurer même de la solidité de la cicatrice, M. Nélaton engagea le malade, dans les derniers jours de la guérison de la plaie, à faire d'assez violents efforts, par exemple à porter un seau plein d'eau de chaque main jusqu'à une certaine distance, et cependant le rectum ne sortit plus.

## OBSERVATIONS.

De l'année 1846 à l'année 1851, M. Boyer a traité par le fer rouge 17 hommes et 6 femmes affectés d'hémorrhoïdes ; je vais présenter le sommaire de l'histoire de ces opérés.

I<sup>re</sup> OBSERVATION. — Un homme de trente-huit ans, terrassier, arrivé au dernier degré de l'épuisement et de la cachexie hémorrhoïdaire, perdant chaque jour une quantité considérable de sang, renvoyé d'un service de médecine, comme au-dessus des ressources de l'art, dans les salles de M. Boyer, est soumis le 21 mars 1846 à la cautérisation. Il portait un bourrelet considérable, composé de tumeurs presque entièrement formées par la muqueuse. L'éthérisation n'était pas connue à cette époque ; néanmoins le malade a bien supporté l'opération. Il est parfaitement guéri le 22 juin, sa santé est redevenue ce qu'elle était avant. Il ne reste après la cicatrisation que quelques hémorrhoïdes cutanées, fort petites, entièrement flétries.

II<sup>e</sup> OBSERVATION. — Un porteur d'eau, âgé de cinquante-neuf ans, robuste pour son âge, au teint vif et hâlé, d'une constitution pléthorique, portait des hémorrhoïdes depuis seize années ; elles donnaient du sang à chaque défécation. Depuis un mois, une diarrhée muqueuse, combattue en vain par les astringents, l'épuise ; c'est une hypersécrétion de l'ampoule anale. Le bourrelet est composé d'un bourrelet de la peau de l'anus et d'un bourrelet de la muqueuse. Le 10 septembre 1846, on cautérise ; le malade a peu souffert, tous les accidents cessent, et le 17 octobre, cet homme sort guéri, ne conservant aucune trace de la maladie ni de l'opération.

III<sup>e</sup> OBSERVATION.—Une femme de quarante-six ans, fort affaiblie par des hémorrhagies antérieures et fréquentes ; de plus, par une diarrhée continuelle, avec le teint blafard, la face bouffie, un bruit de souffle cardiaque et carotidien, dans une démoralisation complète, craignant beaucoup la mort, consent néanmoins à l'opération. Le bourrelet est formé en grande partie par la peau ; la tumeur est circulaire avec de petits renflements ; l'éthérisation est pratiquée le 5 juin 1847, et le fer rouge est appliqué. Le lendemain même, la diarrhée a cessé ; l'anémie disparaît peu à peu. Au bout de trente-cinq jours, cette femme quitte l'hôpital. Le

23 juillet, l'embonpoint, la fraîcheur, les forces sont revenues ; l'anus présente quelques appendices cutanés, flétris.

Ces trois premières observations sont publiées avec de grands détails dans le *Bulletin de thérapeutique*, 1847.

IVᵉ Observation. — *Excitation éthérée, délire nerveux, ganglions inguinaux engorgés.* — Le 23 septembre 1847, entre à l'Hôtel-Dieu une jeune fille de vingt-deux ans pour un bourrelet hémorrhoïdal. Depuis onze mois, elle rend du sang par l'anus, à chaque défécation, qui est douloureuse. Il y a six semaines, un écoulement purulent remplaça l'écoulement sanguin ; la muqueuse est boursouflée uniformément dans tout le pourtour de l'anus, mais en arrière une tumeur assez considérable fait saillie. Traitée sans succès par des mèches enduites d'abord de proto-iodure de mercure, puis d'extrait de ratanhia, cette malade fut soumise à la cautérisation le 2 novembre. Éthérisation, insensibilité complète ; deux application de cautères en roseau rougis à blanc sont faites ; ténesme vésical, rétention d'urine dans la nuit ; excitation produite par l'éther, dans la soirée. Le quatrième jour, engorgement des ganglions inguinaux des deux côtés, douloureux à la pression. Le septième jour, sous l'influence de l'inflammation éliminatoire très-modérée, apparaît une espèce de délire nerveux avec loquacité, qui cède à l'opium en deux jours. Le onzième jour, le délire recommence sous l'influence d'une garde-robe douloureuse. L'opium est renouvelé. Le 17 décembre, après l'introduction d'une mèche et une cautérisation au nitrate d'argent, l'agitation nerveuse reparaît avec des cris pendant cinq heures. Le 31 décembre, la malade quitte l'hôpital. En 1849, M. Boyer constate qu'il reste en arrière, et à 3 centimètres de l'anus une petite tumeur molle qui fournit un peu de sang pendant les garde-robes ; elle a échappé à la cautérisation, qui, du reste, a été faite fort légère. La santé est bonne d'ailleurs, l'écoulement purulent a cessé.

Vᵉ Observation. — *Le malade n'est pas endormi, douleur modérée ; ganglions inguinaux engorgés ; hémorrhagie le dixième jour.* — Le 25 janvier 1848, il est reçu à l'Hôtel-Dieu un homme âgé de trente-huit ans, qui, après voir servi dix-huit ans dans la cavalerie, est entré dans l'octroi de la ville de Paris ; emploi qui l'oblige à être toujours debout et à passer une nuit tous les deux jours. En 1842, sans antécédent et sans cause connue, il rend du sang en allant à la garde-robe. Bientôt les tumeurs apparurent ; l'écoulement de sang devint en 1846 fort abondant, il en sortait quelquefois un verre ; le sang coulait en jet presqu'à chaque garde-robe. En 1847, cet homme fut obligé de se faire traiter à la Maison de santé.

Des lavements composés, administrés tous les jours, arrêtèrent les pertes de sang. Mais il resta un écoulement muqueux, dû probablement au bourrelet hémorrhoïdal, mais que le malade attribue à une petite fistule survenue depuis la cessation de l'écoulement sanguin. Elle est située en arrière sur la ligne médiane, ne remonte pas dans la cavité anale; elle est complète; elle s'ouvre à l'anus même, au-dessous des hémorrhoïdes; l'orifice externe est à 3 centimètres de l'anus.

Le malade, très-pusillanime, se décide à l'opération; dans un premier essai, le chloroforme l'ayant rendu furieux, on ne cherche pas à l'endormir cette fois. Le bourrelet est gros comme le pouce à gauche, comme le médius à droite; un repli cutané l'entoure, surtout à gauche et en avant.—Le 1<sup>er</sup> février, quatre applications de cautères rougis à blanc sont pratiquées jusqu'à l'ustion des fils. Comptant sur la rétraction du bourrelet cutané, on n'en détruit qu'une partie, pour éviter la douleur. Le malade a peu souffert pendant et après l'opération; il retourne de pied à son lit. Le soir, 88 pulsations; une garde-robe fort abondante, peu douloureuse; pas de ténesme vésical, pas de rétention. Le lendemain, engorgement léger des ganglions inguinaux qui disparaît en vingt-quatre heures. —Le 4 février, introduction d'une très-petite mèche dans l'anus.—Le 10 février, l'opéré fait des efforts pour chasser la mèche, puis il tire sur elle, déchire des portions d'eschares, ce qui amène une hémorrhagie dans la nuit; une palette de sang a été rendue. L'interne de garde pratique le tamponnement; on le retire le matin à la visite, quelques caillots sortent de l'anus. Deux lavements simples font évacuer encore un peu de sang; des lavements avec l'extrait de ratanhia font cesser pour toujours cette hémorrhagie.—Le 25 février, le malade sort guéri.—Le 4 avril, il revoit M. Boyer, qui le trouve en parfait état de santé. La fistule a persisté, les hémorrhoïdes sont guéries.

VI<sup>e</sup> Observation.—*Cachexie hémorrhoïdaire; écoulement de sang pendant la cautérisation; engorgements inguinaux.* — Le 4 février 1848, un charretier, âgé de trente-quatre ans, est envoyé d'une salle de médecine dans le service de M. Boyer. Depuis l'âge de dix-neuf ans, cet homme perd du sang par l'anus, avec des alternatives variables de retour et de quantité; l'écoulement a été quelquefois périodique, mensuel. Depuis quelque temps, il était devenu journalier et considérable. Ce malade est pâle, anémique, très-affaibli; il supplie le chirurgien de l'opérer. À chaque selle, une quantité notable de sang coule en nappe sur les fesses, précédée de l'excrétion d'un paquet de mucosités; le bourrelet hémorrhoïdal est considérable, il est principalement formé par la muqueuse. Il a 0,04 centimètres d'une fesse à l'autre; 0,07 centim. antéro-postérieurement, et 1 centimètre et demi en hauteur. Quand le bourrelet est réduit, l'anus semble normal. L'opération est faite le 8 février : chloroformisation ; quatre applications de cautères, deux en roseau, deux en cône tronqué. A la seconde cautérisation, écoulement de sang que l'action des autres cautères arrête. Le malade retourne de pied à son lit. Le lendemain, engorgement léger des ganglions inguinaux ; ténesmes légers, urines spontanées, les hémorrhagies ayant cessé subitement, le pouls s'élève à 100 puls. sans fièvre ; selles sans douleur le 12.—Le 13, l'engorgement des ganglions et leur sensibilité ont disparu. — Le 14, poudres ferrugineuses et toniques.—Le 16 mars, M. Boyer constate une bride circulaire au niveau du bourrelet cautérisé ; elle est molle, se rompt sous le doigt ; mèches. — Le 27 mars, guérison, anus normal.—Le 4 avril, bonne santé ; couleurs et forces revenues.

VII<sup>e</sup> Observation. — *Non chloroformé. Engorgements inguinaux, tuméfaction de l'anus.* — Peintre en décors, âgé de soixante et un ans. Hémorrhoïdes héréditaires dans sa famille. Chez lui, elles n'apparaissent qu'à cinquante et un ans. D'abord il ne perdit que peu de sang, à chaque garde-robe ; mais de cinquante-cinq à cinquante-six ans, l'écoulement devient journalier et considérable ; il était porté quelquefois à la valeur d'un verre de sang ; le sang sortait en jet, causait de vives souffrances et des ténesmes, empêchait complétement la miction. Cet homme devint alors fort maigre et jaune à ce point, qu'on le traita pour un ictère ; il avait des palpitations. Des compresses d'eau alumineuses arrêtèrent les pertes pendant seize mois. Mais depuis deux ans, il est survenu un écoulement de mucosités, dont l'excrétion s'accompagnait de coliques et de ténesmes. Cette hypersécrétion de l'ampoule anale était quelquefois si considérable, qu'elle obligeait le malade à se garnir et à renouveler les linges deux fois par jour. Aujourd'hui toute perte a cessé ; le volume seul de la tumeur, qui sort pendant la marche, fait demander l'opération au malade. Le bourrelet est complet, formé de deux couronnes, une inférieure composée de la peau des plis rayonnés de l'anus, une supérieure rouge bleuâtre muqueuse ; en largeur, il a 0,03 centim., en longueur, 0,05 millim. L'opération est faite le 26 février 1848. Le malade, beaucoup trop excitable, ne fut pas chloroformé. Deux applications de cautère en roseau, une avec le cautère à cône tronqué. M. Boyer évite de cautériser la peau des plis rayonnés de l'anus, afin de ne pas avoir une cicatrice en anneau bridée. Le malade retourne à pied dans son lit. Douleur assez vive dans l'anus ; ténesmes, cuisson en urinant ; pas de rétention. — Le 28, léger engorgement des aines ; douleur assez vive dans cette région, s'étendant jusqu'aux bourses ; le bourrelet cautérisé est resté à l'extérieur ; la peau de l'anus est très-tuméfiée ; le malade se plaint beaucoup, les bains le soulagent. — Le 4 mars, toutes les eschares sont tombées ; une plaie vermeille, couverte de bourgeons charnus, apparaît ; le malade ne souffre plus ; mèches ; le bourrelet cutané s'affaisse lentement. — Le 16, cautérisation au nitrate d'argent. — Le 27, le malade quitte l'hôpital. Un an après, M. Boyer revoit le malade ; sa santé est parfaite, il n'est plus constipé, la cicatrice est régulière.

Je revois cet homme le 15 mai 1852 ; il se porte admirablement, n'a plus de traces d'hémorrhoïdes, et dit qu'il n'éprouve que de légers étourdissements fugaces de temps à autre.

VIII$^e$ Observation. — *Reste d'un bourrelet mal opéré, excitation nerveuse prolongée.* — Une femme de vingt-six ans consulte M. Boyer pour des douleurs de reins et dans l'anus ; elle est admise à l'Hôtel-Dieu le 17 avril 1848. Depuis un an, elle rend du sang en allant à la garde-robe. En 1847, elle entre à la Pitié ; on la cautérise avec le fer rouge ; l'écoulement de sang cesse, mais l'écoulement de mucosités parut ; il est abondant : la malade croyait avoir la diarrhée. M. Boyer administre pendant quinze jours des lavements avec la ratanhia. Les règles surviennent, on suspend. — Le 13 mai 1848, on pratique la cautérisation. Des hémorrhoïdes flétries, volumineuses, formées par la peau des replis rayonnés, entourent l'anus. L'ampoule anale présente des vaisseaux variqueux gorgés de sang, qui rétrécissent l'ouverture. ( Chloroforme ; une application de cautère olivaire, une de cautère conique à sommet rond, une troisième de cautère ovalaire.) Insensibilité complète. Dix minutes après l'opération, douleurs vives dans l'anus. (Un bain.) La malade s'y trouve mal ; ténesmes violents, rétention d'urine. (Cathétérisme.) Douleur dans l'aine droite ; pas de fièvre — Le surlendemain, les accidents ont cessé ; cependant, pendant huit jours, cette femme, qui est fort nerveuse, accuse de la douleur dans l'anus. — Le 23, usage des mèches. — Le 27, cautérisation au nitrate d'argent. — Le 3 juillet, sortie de l'hôpital, guérison complète.

IX$^e$ Observation. — *Écoulement muqueux abondant ; état adynamique, brûlure des fesses ; mort. Abcès pericœcal ancien, étranger à l'opération.* — Le 23 mai 1848, une femme de cinquante-six ans est admise à l'Hôtel-Dieu pour des accidents attribués à une hernie ombilicale étranglée. Des cataplasmes, un purgatif, puis quinze sangsues, dissipèrent les douleurs abdominales. Cette femme sort au bout de quelques jours, et rentre le 13 juin 1848, fort affaiblie par un écoulement muqueux mêlé aux matières fécales. L'anus examiné offre un bourrelet hémorrhoïdal considérable ; il est formé en partie par la membrane muqueuse, mais principalement par la peau, qui fournit une couronne excentrique à la couronne muqueuse. Il n'y a pas d'écoulement de sang. A vingt-trois ans, cette femme a un enfant; à vingt-six ans, une fausse couche; à ce moment, les hémorrhoïdes parurent; elles donnaient parfois du sang. A trente-huit ans, elle fut prise du choléra, qui lui laissa une teinte livide des lèvres, et jaunâtre de la peau. A quarante-neuf ans, ménopause. Les hémorrhoïdes augmentent et fluent abondamment; mais aujourd'hui il n'y a que de l'écoulement muqueux seul, ou mêlé à de la diarrhée. Opération le 17 juin. (Trois applications de cautère en roseau, une avec le cautère conique sur la peau.) Agitation sans cris pendant l'opération. La malade a beaucoup souffert, malgré le chloroforme. Gêne pour uriner; phlyctènes sur les bords de la cautérisation. (Bains de siége, cataplasmes.) — Le 20, douleur dans l'aine et gonflement; tuméfaction considérable des lèvres de la cautérisation. Le 23, les eschares se détachent. (Poudre tonique.)—Le 27, plaie en bon état; la malade est jaune et très-affaiblie. — Le 29. Dégoût pour les aliments; diarrhée abondante. — Le 30, diarrhée; faiblesse extrême du pouls; état adynamique.—Le 1er juillet, mort de la malade.—A l'autopsie, on trouve un abcès sous-péritonéal autour du cœcum. Il est donc probable que les douleurs abdominales que la malade a éprouvées dépendaient non de la hernie ombilicale, mais de la formation de cet abcès, et que c'est à sa présence qu'il faut attribuer l'altération de la santé, et par suite la mort de cette femme. L'examen de l'anus faisait voir la destruction des bourrelets hémorrhoïdaux, et une plaie plate de 3 centimètres de hauteur. Aucune lésion sur la muqueuse intestinale.

Xe OBSERVATION. — *Guérison simple et rapide.* — Un commis libraire, de quarante ans, affecté depuis six ans d'un bourrelet hémorrhoïdal ne fournissant que quelques gouttes de sang au moment des selles, entre à l'Hôtel-Dieu le 24 juillet 1848. Le bourrelet est inégal, circulaire, formé en très-grande partie par la muqueuse, à peine par la peau; beaucoup plus prononcé à droite qu'à gauche. La gêne seule que cause cette tumeur engage le malade à se faire opérer. — Le 3 août, chloroforme; trois applications de cautère sont pratiquées, elles détruisent le bourrelet jusqu'aux fils. Le malade souffe peu; il se lève le lendemain, il n'éprouve aucun accident. — Le 14, chute des eschares. — Le 16, usage de la mèche. — Le 5 septembre, guérison et sortie. L'anus est tout à fait normal, les plis rayonnés sont plus marqués. —Le 13 octobre 1848, santé parfaite, aucune trace d'opération.

XIe OBSERVATION. — *Hémorrhagies hémorrhoïdales traitées pour une affection intestinale, hémorrhagies consécutives à l'opération; cautérisation incomplète de la*

— 66 —

*muqueuse.* — Le 28 juillet 1848, entre dans les salles de M. Boyer une femme de trente-six ans, ayant eu, de vingt-trois à trente ans, cinq enfants; elle paraît bien portante, elle est bien réglée. A dix-sept ans, elle éprouve, sans cause connue, une hémorrhagie par le rectum; au premier accouchement, une seconde hémorrhagie. Depuis ce temps, ces pertes ont augmenté après chaque couche. Admise dans le service de M. Louis, on traite cette femme pour des hémorrhagies intestinales. Les lavements froids et astringents ne produisent rien. L'interne examine l'anus et constate des hémorrhoïdes. On envoye la malade en chirurgie. Après six semaines de traitement, la peau rayonnée de l'anus forme une tumeur saillante de près de 1 centimètre, qui cache l'orifice anal. Si la malade fait un effort, il sort un bourrelet muqueux très-rouge, constitué par quatre tumeurs volumineuses, deux à droite, deux à gauche; ces tumeurs sortent pendant la marche, et saignent au toucher. Opération le 8 août. (Chloroforme; deux applications de cautère en roseau, une avec le cautère conique, une avec le cautère olivaire.) La malade n'a rien senti; douleurs la nuit.— Le 9, expulsion, pendant la miction, de quelques caillots de sang accumulés dans l'ampoule anale, par suite de la piqûre des tumeurs avec les aiguilles ; ganglions inguinaux droits un peu engorgés et douloureux; pas de ténesme; le bourrelet cautérisé est très-saillant.— Le 11, quelques caillots de sang sortent encore pendant les efforts pour uriner; ténesme sous l'influence de l'inflammation éliminatoire très-développée.— Le 13, dégoût pour les aliments, malaise, ennui. — Jusqu'au 19, selles douloureuses, causant un peu d'écoulement de sang.— Le 20, la tuméfaction disparaît. —Le 24, mèche, introduction douloureuse.—Du 27 au 30, les selles occasionnent encore, en raison de la dureté des matières, un écoulement de sang.—Le 11 septembre, la malade sort. La cicatrice est parfaite; le bourrelet cutané est tout à fait détruit. M. Boyer constate, par le toucher et par la vue, un boursouflement blanc, au lieu d'être rouge; il craint de n'avoir pas assez activement cautérisé la muqueuse. Il explique ainsi la persistance des hémorrhagies pendant la cicatrisation.

XII<sup>e</sup> Observation. — *Bourrelet considérable, chute au moindre effort, hémorrhagie consécutive; tamponnement, brûlures des fesses par contact et par rayonnement.* — M. Boyer fut appelé, le 14 janvier 1849, à donner des soins, en ville, à un homme de trente-cinq ans, employé dès son enfance, dans une grande teinturerie d'étoffes, au mélange des couleurs. Toujours debout. Les hémorrhoïdes paraissent à dix-sept ans. A vingt-deux ans, hémorrhagies spontanées, qui se renouvellent tous les trois mois. A vingt-sept ans, le bourrelet commence à sortir et fournit du sang pendant les garde-robes; constipation. Bientôt le bourrelet sort au moindre effort; station, défécation; il fournit beaucoup de mucosités, mais du sang avec facilité et abondance. Douleurs sympathiques dans la poitrine; teinte jaunâtre, gêne insupportable pendant la marche, constipation, pesanteur dans l'anus. Opération le 19 février. Le bourrelet est considérable, il a 0,05$^m$ d'étendue antéropostérieure, et 0,04$^m$ d'étendue transversale, 0,03 de hauteur. Il est formé par un anneau complet de la membrane muqueuse dans sa partie la plus élevée, et dans sa partie inférieure par trois tumeurs énormes, deux à droite et une à gauche en arrière; leur face externe est formée par la peau; la muqueuse revêt la face interne.— Le 19 février, opération. Neuf applicatioes de cautères sont faites; chloroforme; insensibilité incomplète; agitation du malade, pendant laquelle les fesses sont touchées par le fer rouge, d'où résulte une brûlure avec vésication. Le malade dit peu souffrir; pas de ténesme ni rétention d'urine; une phlyctène sur chaque fesse. — Le 21, selle sans douleur. — Le 22, développement de l'inflammatien éliminatrice. — Le 24, la brûlure de la fesse, à droite, paraît assez profonde; son étendue, sa largeur et son siége, font supposer qu'elle est due au rayonnement du calorique, et non pas au contact. — Le 1$^{er}$ mars, après une selle, il se fait une hémorrhagie assez abondante (250 grammes de sang). Après l'administration d'un lavement froid pour vider l'intestin, le tamponnement est pratiqué. (Potion de ratanhia.) — Le 2 mars au soir, on enlève le tampon; d'anciens caillots putréfiés sortent de l'anus avec des matières. — Le 5 mars, usage peu prolongé de la mèche. — Le 12, selle très-dure; pas de sang. Depuis cette époque, plusieurs cautérisations au nitrate d'argent ont été faites; elles ont causé de longues et vives douleurs. — Le 4 avril, le malade est tout à fait guéri, la défécation est facile et sans douleurs, la constipation a cessé, le fondement ne tombe plus. — Le 1$^{er}$ juillet, les forces sont revenues, l'anus est normal.

XIII$^e$ Observation. — *Brûlure par rayonnement, état adynamique du malade.* — Un tailleur de cinquante-sept ans entre le 13 décembre 1849, à l'Hôtel-Dieu, pour un bourrelet hémorrhoïdal occupant toute la circonférence de l'anus. Cet homme a été fantassin pendant six ans, et tambour pendant huit ans; il a été obligé de quitter ce dernier service à cause de sa maladie. Les hémorrhoïdes datent de dix années; elles n'ont jamais rendu de sang, mais il éprouve un écoulement muqueux, permanent, sans ténesme et peu abondant. Il y a deux bourrelets: un cutané, pâle, comme séreux; un autre muqueux, rouge violacé. — Le 18 décembre, opération. Chloroforme, insensibilité parfaite; deux applications de cautère en roseau, deux de cautère conique; violents ténesmes; pas de rétention d'urine, pas de fièvre.—Le 21 décembre, vin de Bagnols, vin de quinquina.

— Le 22, selle de matières dures, qui déchirent les eschares et causent un peu d'é-
coulement de sang. — Le 24, poudres ferrugineuses composées. On constate que
la peau des fesses, aux environs du bourrelet, a été brûlée un peu. M. Boyer est
sûr que cela est dû au rayonnement du calorique, car il n'a pas touché les fesses;
il se demande si la croûte d'oxydation qui recouvre les fers ne retient pas plus
de calorique que les fers neufs et non oxydés. — Le 26 décembre, les matières fécales coulent par l'anus, un peu involontairement. On est obligé de son-
der tous les jours le malade. L'état adynamique que présentait le malade en
entrant à l'hôpital explique ces deux phénomènes. — Le 31, les forces reviennent. — Le 3 janvier 1850, mèche. — Les 4 et 5, diarrhée. — Le 12 et le 15,
cautérisation au nitrate d'argent. — Le 18 janvier, le malade veut sortir de l'hôpital. La plaie intérieure de l'anus n'est pas guérie complétement; à l'extérieur,
l'anus est normal.

XIVᵉ Observation. — *Bourrelet considérable, chute du rectum, hémorrhagies
mensuelles, excrétion glaireuse.* — Un clerc de notaire, âgé de trente-deux ans,
entre le 21 mars 1850 à l'Hôtel-Dieu. A l'âge de sept ans, chute du fondement;
à vingt-quatre ans, sans cause connue, il rend du sang dans les selles; constipation; depuis ce temps, l'écoulement du sang est revenu régulièrement tous les
mois pendant trois jours. Aujourd'hui l'écoulement est plus fréquent et plus
abondant; à chaque garde-robe, il sort une tumeur très-considérable, qui gêne et
fait souffrir le malade assez pour le décider à l'opération; il y a quelquefois
une excrétion de mucosités accompagnée de ténesme. Le bourrelet est considérable; il est formé, dans sa partie externe, par la membrane muqueuse des plis
rayonnés de l'anus; dans sa partie interne, par la muqueuse villeuse; on sent
manifestement six tumeurs : une en avant sur la ligne médiane, fort grosse; à
gauche, deux autres, volumineuses aussi; à droite, deux tumeurs moyennes et
une petite, enfin une en arrière assez développée; elles sont toutes parfaitement
isolées et supportées par un rétrécissement; leur surface est lisse et polie, formée
par la muqueuse des plis rayonnés. Au premier effort du malade, un paquet de
mucosités est expulsé; puis le bourrelet sort; il a 0,12ᵐ d'avant en arrière, 0,06
de droite à gauche, et 0,02 en hauteur. — Le 26 mars, opération. Craignant que
la cautérisation ne monte trop haut, M. Boyer ne fait pas sortir tout le bourrelet;
on ne réussit pas à endormir le malade; deux cautères olivaires sont introduits
dans l'orifice anal; puis un cautère conique est appliqué sur cet orifice, de manière à brûler les côtés du bourrelet; un deuxième cautère conique plus gros,
un cautère ovalaire conique, enfin deux fois les cautères coniques et une fois le
cautère ovalaire; en tout huit applications. Malgré cela il reste encore une grande

épaisseur de parties entre les eschares et la muqueuse des plis rayonnés.
A la première cautérisation, il y a un écoulement de sang que la seconde cautérisation arrête immédiatement. Le malade, malgré le nombre des cautérisations,
a modérément souffert; le soir, ténesme; l'opéré ne peut uriner; on le sonde;
pouls à 92; douleurs dans l'ampoule anale; le bourrelet est réduit; il n'y a pas
trace d'opération au dehors. — Le 27, insomnie; urines spontanées, douleur dans
l'anus; 88 pulsations. — Le 29, selles sans douleur de matières fécales et de sang;
il y a un caillot de 110 grammes; quelque peine à uriner. — Le 1ᵉʳ avril, selles
faciles; le bourrelet ne sort pas. — Le 2, chute complète des eschares. — Le 3,
la suppuration augmente. — Le 5, une mèche. — Le 10, cautérisation au nitrate
d'argent. — Le 11, le malade quitte l'hôpital; pendant quelque temps, la portion
de muqueuse située au-dessus du bourrelet a conservé de la tendance à sortir
pendant les selles et donnait un peu de sang et des mucosités, sous l'influence
des mèches de ratanhia et de la rétraction de la cicatrice. — Le 24 août, cette
chute n'a lieu que difficilement par de violents efforts; la santé est excellente, le
malade a repris ses occupations, la défécation est naturelle. Revu le 30 octobre
1851, ce malade ne présente rien d'autre à noter.

XVᵉ Observation. — *Écoulement de sang pendant la cautérisation, brûlure par
l'eau vaporisée.* — Pierre Bonduwl, ancien cocher de la famille Boyer, âgé de
cinquante-neuf ans et demi, était affecté d'hémorrhoïdes depuis l'âge de vingt-
cinq ans; elles rendaient déjà du sang pendant les garde-robes. Bientôt les hémorrhagies devinrent plus fréquentes; le bourrelet sortit à la moindre course,
et même sur le siége de la voiture; il s'étranglait, et le malade, pour le faire
rentrer, était obligé de se mettre au lit. Lorsque la maladie fut plus ancienne,
l'excrétion glaireuse avec besoin d'aller à la garde-robe apparut. Opération le
6 avril 1850; le bourrelet a en longueur 0,07 et en largeur 0,05 (chloroforme). Huit
applications de cautère furent faites; d'abord deux cautères olivaires furent introduits dans l'anus, puis deux coniques; pendant ces applications, le sang
coula, et le malade eut un mouvement de propulsion et de rétraction du bourrelet, comme s'il sortait; dans ces mouvements, il fut projeté un peu de sang
comme par expuition; le sang continuant à couler, un cautère olivaire et deux
cautères coniques furent appliqués sur le bourrelet. Le sang qui coulait encore
fut arrêté par un dernier cautère olivaire; malgré l'application de compresses
épaisses imbibées d'eau froide sur les fesses, il y a eu brûlure de la peau à
droite, probablement par vaporisation de l'eau (onction de cérat); la partie externe du bourrelet reste au dehors; ténesmes; l'opéré ne peut uriner; on le sonde
le soir; 60 pulsations. — Le 7 avril, léger écoulement de sang pendant les efforts

de la miction.— Le 8, un peu de suppuration; le malade se sonde. — Le 9, l'anus
ne présente aucune trace de cautérisation. — Le 14, quelques mucosités sortent
par l'anus; encore quelques ténesmes. (Poudres ferrugineuses.) — Le 17, garde-
robes difficiles, léger écoulement de sang. (Purgatif.) — Le 18, selles faciles.— Le
20, une mèche.— Le 22, nitrate d'argent.— Le 23, il sort de l'hôpital. — Le 3 mai,
on sent avec le doigt une bride circulaire; M. Boyer la rompt; cicatrice encore
rouge, un peu de tuméfaction aux bords de l'anus; santé bonne, gaieté, forces
revenues; garde-robes faciles. — Le 20 août, guérison parfaite; cet homme a
repris ses occupations, il ne se ressent nullement de son ancienne maladie; il a
pu aller au Havre par un train de plaisir, dans un wagon de 3ᵉ classe, sans être
incommodé.

XVIᵉ Observation. — *Écoulement de sang lors de la ligature des tumeurs, agita-*
*tion violente pendant l'opération, brûlure légère de la fesse, menstruation parfaite*
*pendant la cicatrisation.* — Une femme de chambre, mariée depuis l'âge de dix-
huit ans, n'ayant pas eu d'enfants, commence à rendre du sang en allant à la
selle, à l'âge de vingt-sept ans, d'une manière très-irrégulière; mais, au mois de
juillet 1849, les pertes de sang par l'anus devinrent abondantes. Cette femme
consulte M. Boyer, qui constate un bourrelet hémorrhoïdal, et conseille, à défaut
de l'opération, l'usage des lavements de ratanhia. L'hiver se passe bien; mais,
en juin 1850, les pertes recommencent. L'opération est acceptée le 3 juillet.
Le bourrelet, composé de plusieurs tumeurs accolées les unes aux autres, occupe toute la circonférence de l'anus, mais la peau n'y participe pas; le bord de
l'anus conserve sa forme et sa position normale; le bourrelet sort à travers cette
ouverture et rentre sans peine. La malade est indocile, et c'est à grand'peine
qu'on traverse ces tumeurs avec les fils; deux fois la muqueuse se déchire. Chloroforme; deux cautères olivaires, puis un conique, sont appliqués. A ce moment,
la malade entre dans une agitation violente et pousse des cris; on la maintient
difficilement, et il n'est plus possible que d'appliquer deux fois le cautère olivaire, sous peine de brûler les organes voisins; la première cautérisation a fait
cesser l'écoulement causé par l'introduction des aiguilles et des fils; l'agitation
due au chloroforme cesse par l'arrivée de l'air sur le visage et des compresses
d'eau froide sur le front. A quatre heures, la malade est tout à fait calme; ténesmes vésicaux très-fréquents, urines spontanées; pas de fièvre. — Les 4 et 5
juillet, les ténesmes vésicaux persistent; quelques gouttes de sang sortent de l'anus
pendant les efforts de la miction. — Le 6, rétention d'urine; cathétérisme; un
litre d'urine est rendu; le bord gauche de l'anus a été un peu brûlé, une seule
phlyctène. — Les 10 et 11, règles. — Le 12, selles difficiles. (Purgatif.) — Le 20,

mèche. — Le 21 et le 24, cautérisation avec le nitrate d'argent. — Le 30, mèche.
La malade se plaint beaucoup de l'incommodité que cause la mèche et de la douleur de la cautérisation; la constipation persiste. — Le 10 août, retour des règles.
— Le 14, les tumeurs qui n'ont pu être complétement cautérisées, à cause de
l'agitation de la malade, sont revenues sur elles-mêmes. — Le 20, une seule petite
plaie persiste en arrière; on la touche avec le crayon. — Le 28, guérison complète; l'excrétion des matières fécales se fait très-bien.

XVII<sup>e</sup> OBSERVATION. — *Excrétion glaireuse, chute du bourrelet, anémie; le malade n'est pas endormi.* — M. Orlóff, d'origine grecque, âgé de trente-six ans,
marin depuis l'âge de huit ans juqu'à vingt-trois, époque à laquelle il se livre à
l'étude de la médecine, s'aperçoit, depuis huit années, qu'il rend du sang par
l'anus, et que des hémorrhoïdes sortent au moment des garde-robes. Pendant
quelques années il éprouve de fréquents ténesmes suivis d'une excrétion glaireuse sans mélange de matières stercorales; puis survient une constipation opiniâtre et la sortie du bourrelet au moindre effort, ce qui oblige le malade à
prendre plusieurs lavements froids par jour. Le bourrelet est composé de deux
parties: l'une constituée par le bord cutané de l'anus, qui forme un anneau circulaire lisse et rosé; l'autre formée par la muqueuse de l'ampoule anale, qui présente plusieurs tumeurs violacées, mais ne rendant pas de sang immédiatement
après leur sortie, comme on le voit ordinairement. Il a 0,06 mètres d'avant en
arrière, et 0,05 transversalement. — Le 25 juillet 1850, opération; on ne peut
endormir le malade avec le chloroforme. M. Boyer laisse un premier cautère olivaire s'éteindre dans l'anus; cinq autres cautères sont successivement appliqués;
les tumeurs sont bien cautérisées, les fils brûlés; le doigt introduit dans l'anus
sent un canal formé par une eschare dure. On réduit dans l'anus les parties
cautérisées. (Onctions de cérat.) Peu de ténesme; le malade se sonde plusieurs
fois, pour n'avoir pas d'efforts à faire. Pas de fièvre. — Le 26, les douleurs sont
faibles. — Le 28, purgatif pour faciliter les selles. — Le 30, garde-robe facile. —
Le 10 août, cautérisation avec le nitrate d'argent, qui cause des douleurs vives
et prolongées. — Le 15, nouvelle cautérisation toujours douloureuse. M. Boyer
a mis à deux reprises une mèche; le malade n'a jamais pu la supporter. — Le
16, sortie de l'hôpital. — Le 25, la suppuration existe encore, la défécation se
fait aisément. — Le 10 septembre, la guérison est complète, elle date déjà de
dix jours.

XVIII<sup>e</sup> OBSERVATION. — *Cachexie hémorrhoïdaire, hémorrhagies et diarrhées continuelles; le malade n'est pas endormi.* — Le 7 octobre 1850, il entre à l'Hôtel-

Dieu un homme de quarante-neuf ans, fantassin sous l'Empire, limonadier actuel-
lement; il jouissait d'une bonne santé. Pour la première fois, il y a six ans, il
rendit du sang avec les matières sans être affaibli; mais, depuis dix-huit mois,
des tumeurs hémorrhoïdales parurent et causèrent des pertes abondantes, d'a-
bord mensuelles, durant trois ou quatre jours. Depuis huit mois, ce malade perd
continuellement du sang, peu quand il est couché, mais surtout pendant les
garde-robes et dans la marche. A cela s'est joint, depuis quinze jours, une diarrhée abondante; le bourrelet sort à chaque instant de l'anus. Le malade a éprouvé
aussi par moments une excrétion de glaires très-prononcée par l'anus. Aujour-
d'hui cet homme est profondément affaibli; il est pâle, il a des éblouissements,
des tintements d'oreille, des palpitations, des gastralgies, de l'affaiblissement in-
tellectuel; son sommeil est troublé par des rêves. Le pouls est tombé à 54 pulsations. — Opération le 22. Le bourrelet occupe toute le circonférence de l'anus;
quatre tumeurs le composent, elles sont pâles, facilement réductibles; deux de
chaque côté, un prolongement de peau de 1 centimètre et demi existe en arrière;
M. Boyer le coupe avec des ciseaux. Le malade n'a pu être endormi avec le chloroforme; six cautères sont appliqués successivement. Le malade a beaucoup souffert; il a eu une selle mêlée de sang, puis deux évacuations de sang. Les tumeurs
rentrent d'elles-mêmes dans l'anus; ténesmes; urines spontanées, mais difficiles.
— Le 24, les douleurs sont faibles, le sommeil est bon; urines faciles, pouls à
64. — Le 26, rétention d'urine, cathétérisme, inflammation éliminatrice. — Le
1ᵉʳ novembre, chute des eschares. — Le 3, les plaies sont cicatrisées; selles et
urines faciles. — Le 10, selles naturelles; les forces et le teint reviennent, le pouls
remonte à 84. — Le 26, le malade quitte l'hôpital, parfaitement guéri et fort en-
graissé. Revu le 19 décembre, il dit se porter mieux que jamais.

XIXᵉ Observation. — *Cachexie par écoulement muqueux; cautérisation trop énergique, rétrécissement de l'anus.* — Le 10 octobre 1850, un homme de quarante-
neuf ans, interprète allemand, entre à l'Hôtel-Dieu; sa santé était bonne. Depuis
sept ans, il est affecté d'hémorrhoïdes; depuis cinq ans, elles ont augmenté; mais
depuis quatre mois, il souffre en marchant, pendant la défécation, et même étant
assis. D'abord il perdit beaucoup de sang, puis de la sérosité roussâtre; aujour-
d'hui il éprouve presque continuellement un écoulement de mucosités avec ou
sans ténesme. Le malade est affaibli, mais peu décoloré. L'anus est occupé entièrement d'avant en arrière par deux tumeurs, l'une à droite et l'autre à gauche,
formées en dedans par la muqueuse, en dehors par la peau; elles sont constamment pendantes au dehors, elles ne rentrent pas dans l'anus quand on les re-
pousse. Elles ressemblent à deux grandes lèvres ecchymosées; celle de gauche

a 2 centimètres et demi de hauteur ; celle de droite a 1 centimètre et demi. — Opération le 22 octobre. Chloroforme. Sept cautères différents sont appliqués sur les tumeurs. Douleurs modérées, ténesmes fréquents, impossibilité d'uriner ; la nuit, une selle mêlée d'une certaine quantité de sang. — Le 25, les douleurs de l'anus sont modérées, la miction est encore très-douloureuse et presque impossible ; les bains amènent la sortie des urines et le calme. — Le 26, cathétérisme. — Le 27, urines spontanées. — Le 30, les eschares se détachent. — Le 31, hémorrhagie assez abondante la veille, elle s'arrête d'elle-même ; urines faciles, pas de selles. — Le 2 novembre, les eschares sont tombées, l'anus est libre. — Le 11, l'anus est cicatrisé, selles involontaires. — Le 15, le malade se plaint de dévoiement, il laisse aller quelques matières dans le lit. — Le 16, la diarrhée continue ; le malade est pâle et un peu affaibli. — Le 2 décembre, l'anus examiné présente un rétrécissement notable, il n'admet qu'une bougie du plus gros calibre. — Le 8, on a remplacé la bougie par une mèche ; l'incontinence des matières est moins prononcée. — Le 15, la diarrhée et l'incontinence ont cessé ; l'annulaire peut être introduit. — Le 27, l'indicateur, introduit dans l'anus, est serré comme par un anneau métallique. — Le 31, le malade reprend un peu de forces et de couleurs depuis que la diarrhée et l'incontinence ont disparu. M. Boyer, après avoir opéré le malade, ne l'a revu que le 13 janvier ; il ne lui a donc pas donné de soins pendant le traitement. Il constate, à son retour, un rétrécissement fibreux très-résistant, de 1 centimètre et demi de diamètre ; les efforts les plus grands ne peuvent le forcer. Comme cet homme n'en souffrait pas pour la défécation, et que l'usage prolongé des mèches n'avait produit aucun changement, comme aussi une opération aurait été toujours suivie de la formation d'un tissu fibreux cicatriciel ; il ne fut rien tenté contre cet accident. Ce malade quitte l'hôpital le 7 avril 1851. M. Boyer, à la fin de cette observation, attribue le rétrécissement à une cautérisation trop énergique de la muqueuse, qui a intéressé jusqu'au tissu musculaire du sphincter, d'où est résultée une cicatrice circulaire fibreuse très-dure. Il ajoute qu'en cas pareil, il faudrait pouvoir saisir, avec un cautère sous forme de pinces, en même temps la face externe et la face interne de ces tumeurs flasques, pendantes, et semblables à deux grandes lèvres ecchymosées.

XX<sup>e</sup> OBSERVATION. — *Hydrocèle volumineuse opérée, puis cautérisation d'un bourrelet hémorrhoïdal. Guérison facile.* — Un homme de quarante-neuf ans, marchand d'habits, entre le 1<sup>er</sup> mars 1851 à l'Hôtel-Dieu pour se faire opérer d'une hydrocèle à droite considérable. Dix jours après l'injection vineuse, comme ce malade se plaignait de l'anus, on examine. M. Boyer trouve un anneau cutané circulaire de 1 centimètre de largeur, renfermant un bourrelet ayant 0,04 centim. de diamètre en tous sens, composé de quatre tumeurs d'un rouge violacé, ne versant pas de sang dans les efforts faits pour leur expulsion. Depuis cinq ans, cet homme s'aperçoit qu'il rend du sang et que son fondement sort en allant à la selle. Jamais il ne sort de mucosités; pas de constipation. Pendant dix-huit jours, on essaie sans résultat les lavements de ratanhia. Le malade se décide à l'opération le 22 mars. Chloroforme. Cinq applications de cautères sont faites; un léger écoulement de sang ayant lieu pendant l'opération, le dernier cautère, appliqué à cet effet, arrête le sang. Le bourrelet disparaît sous ces cautérisations et rentre dans l'anus. Le malade, quoique fort pusillanime, dit avoir peu souffert. Ténesmes vésicaux, urines le soir; pouls à 80, anneau cutané tuméfié. — Le 24, pas de douleur, sueur abondante la nuit; il mange avec appétit. — Le 25, la suppuration commence; pouls à 96, quelques ténesmes vésicaux, besoin d'aller à la garde-robe. (Purgatif.) — Le 26, rétention d'urine, cathétérisme, un litre d'urine. — Le 27, cathétérisme, urines abondantes. — Le 28, urines spontanées; le pouls est à 104, sans chaleur de la peau et malgré un état général excellent. — Le 30, suppuration abondante, eschares tombées. — Le 31, mèche. — Le 2 avril, selles sans douleurs. (Cautérisation nitrate d'argent, mèche.) — Le 10, le malade veut sortir. — Le 14, les plaies sont presque entièrement cicatrisées, la muqueuse les recouvre presque entièrement; l'anus est libre.

XXI⁰ Observation. — *Cachexie hémorrhoïdaire remarquable, produite exclusivement par un écoulement muqueux prolongé et continuel.* — Un cordonnier, âgé de cinquante-huit ans, entre le 3 mars 1851 à l'Hôtel-Dieu; il a éprouvé d'abord de la douleur à l'anus, puis de la constipation; il a rendu quelquefois du sang pendant la défécation, mais surtout des glaires; la maladie date de vingt-deux années : il y a cinq ans que les accidents produits par cette sécrétion abondante et journalière de mucosités vont en augmentant; mais, depuis trois mois surtout, il est survenu un affaiblissement considérable et un dépérissement notable, accompagné d'une pâleur anémique : depuis dix à douze ans déjà, l'écoulement des glaires s'est montré assez abondant pour obliger le malade à se garnir. Le bourrelet hémorrhoïdal est peu volumineux; la peau qui borde l'anus fait un anneau peu saillant, bien continu, large de 5 millimètres; dans cet anneau, se trouve un bourrelet composé de trois tumeurs, de couleur rose. Pendant quelques jours, M. Boyer tonifie le malade, qui est fort affaibli, avant de l'opérer. Le 18 mars, opération. Chloroforme, cinq cautères sont successivement appliqués. Sous l'influence du premier, des matières fécales sont lancées avec force hors de l'anus; on ne peut réduire les parties cautérisées, à cause du bourrelet cutané extérieur qui les retient; le doigt, introduit dans l'anus, éprouve une sensation insupportable de chaleur; le malade n'a pas souffert; après l'opération, il souffre quelques heures; urines faciles, trois garde-robes liquides; 80 pulsations, sommeil; la tumeur extérieure est tuméfiée et œdémateuse. — Le 21, pouls à 64, pas de douleur; la tumeur circulaire de la peau est affaissée; le malade mange bien, les forces reviennent. — Le 22, pleine suppuration; pouls à 72. — Le 23, poudres ferrugineuses composées. — Le 25, selle de matières dures; elle est douloureuse. (Purgatif.) — Le 27, eschares tombées, pouls à 68. — Le 28, mèche; on la continue quelques jours; le malade supplie qu'on ne lui en mette pas. — Le 31, cautérisation très-douloureuse avec le nitrate d'argent. — Le 7 avril, le malade quitte l'hôpital; l'anus est normal, le doigt y entre facilement; les forces sont revenues, le teint jaunâtre s'efface; état général parfait.

XXIIᵉ Observation. — *Hérédité curieuse dans la famille du malade, plusieurs membres ont été opérés de bourrelets hémorrhoïdaux; brûlure par rayonnement.* — Un sculpteur sur bois, âgé de trente-neuf ans, entre à l'Hôtel-Dieu le 10 juin 1851. Depuis l'âge de dix ans, il est affecté d'une chute du fondement; elle persiste toujours et ne peut l'empêcher, à vingt ans, d'être placé dans l'infanterie. Jusqu'à trente-six ans, il n'éprouve que des pertes sanguines rares et peu abondantes, et plus souvent une excrétion de matières glaireuses, avec sensation d'aller à la garde-robe; mais, depuis trente ans, le bourrelet sort à chaque instant, soit pendant les garde-robes, soit pendant la marche ou pendant la station, ce qui gêne cet homme pour sa profession, dans laquelle il lui faut être toujours debout. Ce motif seul l'engage à se faire opérer, car sa santé est bonne, le visage est frais et coloré, et l'embonpoint assez marqué. — Le 14 juin, opération. A l'endroit où la peau s'amincit pour former les plis rayonnés de l'anus, on voit un anneau cutané circulaire complet, constitué à l'extérieur par la peau, à l'intérieur par la membrane muqueuse blanchâtre; au dedans de cet anneau, se montrent sept tumeurs hémorrhoïdales bleuâtres, grosses comme le petit doigt, quatre à droite et trois à gauche, bien isolées du cercle extérieur. Ce bourrelet a, d'arrière en avant, 0,05 centim., et d'un côté à l'autre, 0,03. (Chloroforme.) Sept cautères sont appliqués; les fils, qui sont placés profondément pour fixer les tumeurs du centre, ne sont pas atteints; on les coupe. Le côté cutané du cercle extérieur a été ménagé à dessein; sa cautérisation eût été très-douloureuse et inutile, les parties cautérisées revenant sur elles-mêmes après la cicatrisation. Le malade n'a pas souffert pendant l'opération; les douleurs ont été modérées le soir; ténesmes vésicaux, cathétérisme. — Le 15, trois selles liquides, pas de sang; pouls à 88. — Le 16, sommeil calme, pas de douleurs; brûlure par rayonnement sur la fesse gauche, sa direction est en longueur dans l'axe des cautères; pouls à 80. — Le 17, suppuration. (Régime alimentaire à volonté.) — Le 19, selle dure sans douleur. — Le 25, eschares tombées. (Usage des mèches.) — Le 14 juillet, le malade veut sortir, il est presque entièrement guéri. — Le 19 août 1851, il est guéri tout à fait. Le père de cet homme a été opéré d'un bourrelet hémorrhoïdal; sa mère avait des hémorrhoïdes qui ont disparu à l'âge critique. Il a trois sœurs et un frère, tous ont des hémorrhoïdes; son frère a été opéré par M. Roux. Une de ses sœurs a deux garçons affectés d'hémorrhoïdes; l'un d'eux a été opéré par M. Nélaton en 1851. Le père de ces deux jeunes gens, âgé de soixante ans, a un bourrelet hémorrhoidal.

XXIII<sup>e</sup> Observation. — *Demi-bourrelet; hémorrhagie pendant la cautérisation, tamponnement immédiat; état adynamique; hémorrhagies intermittentes. Mort.* — Le 13 août 1851, entre à l'Hôtel-Dieu un homme âgé de trente-neuf ans, tailleur. Vers l'âge de vingt-neuf à trente ans, il a commencé à perdre du sang par l'anus, mais en petite quantité et rarement. Depuis cinq ans, il en perd à chaque selle; quelquefois le fondement sortait; ces accidents se renouvellent depuis deux ans au moindre effort, pendant la défécation ou la marche; jamais il n'a rendu de mucosités. Cet homme est pâle, décoloré, et d'un teint jaune anémique. L'anus présente un demi-bourrelet ainsi composé : 1° une tumeur formée en partie par la peau et la membrane muqueuse; 2° une tumeur plus intérieure formée par la muqueuse. Ces deux tumeurs, de même volume, longues de 0,05 centim., larges de 0,04 centim., occupent toute la moitié droite de l'anus; à gauche, il n'y a qu'un peu de boursouflement de la muqueuse. Opération le 19 août, chloroforme. Le malade ayant cherché à se soustraire à l'application du premier cautère, on le rendort; un second cautère olivaire, un conique, puis un olivaire, sont appliqués. Il se fait alors un écoulement de sang abondant, qui, au lieu de s'arrêter, coule plus fort à chaque application de cautère. M. Boyer examine l'anus, et constate qu'une artère, située dans la portion droite de la tumeur, fournit du sang. Il applique un cautère olivaire pour produire une cautérisation très-forte; à peine enlevé, une autre artère, placée du côté gauche, donne du sang en jet. On la cherche, on la lie. Dans ces mouvements, on rouvre l'artère cautérisée à droite; elle est liée à son tour, puis on cautérise deux fois la tumeur externe. Avant de reporter le malade dans son lit, le petit doigt est introduit dans l'anus; il en sort couvert de sang. Le tamponnement est pratiqué. Le soir, à quatre heures, le malade est bien, sans fièvre; ténesmes fréquents, cathétérisme; peu d'urine. — Le 20 août, chaleur à la peau; le malade a dormi, il a uriné. — Le 21,

rétention d'urine ; cathétérisme, 1 litre d'urine ; douleurs dans les aines, surtout
à droite, où les ganglions inguinaux sont engorgés ; pas de fièvre.—Le 22, on ôte
le tamponnement. — Le 23, le malade a eu un fort frisson ; peau chaude ; il ne
veut pas manger. Les ganglions inguinaux ne sont plus engorgés. (Poudres ferrugineuses, purgatifs.) — Le 24, frisson le matin ; selle abondante de matières noirâtres, probablement de sang épanché pendant l'opération. — Le 25, la veille,
frisson le soir ; fièvre vive ; douleur au côté droit de la poitrine ; teinte jaunâtre
du visage, la suppuration de la plaie est peu abondante.—Le 26, pouls à 44, frisson
le matin ; dans la nuit, des matières muqueuses et des caillots de sang, deux pa-
lettes environ, ont été rendus ; plaies en bon état. (Lavements alumin. ) — Le 27,
pouls à 156 ; figure altérée ; faiblesse excessive ; douleur de côté ; ventre tendu ;
frisson le matin ; selles verdâtres ; langue humide, bonne ; plaies en bon état. Lavements laudanisés. On a sondé deux fois le malade.—Le 28, le malade est mieux,
pouls à 126 ; urines spontanées ; la diarrhée a cessé, les eschares sont tombées.
— Le 29, pouls à 132, faiblesse extrême, hémorrhagie par l'anus le matin même ;
faciès altéré. (Lavements alumineux.) — Le 30, pouls à 108, pas d'hémorrhagie ;
langue un peu sèche, peau moite. Le malade ne veut rien manger. A raison de
l'intermittence de la fièvre et des pertes de sang, on prescrit 0,40 gr. de sulfate
de quinine. — Le 31. Le malade est très-mal ; il a eu dans la nuit une hémorrhagie tellement abondante, que l'interne de garde a cru devoir tamponner. Pouls
petit, à 124 ; langue sèche et noirâtre, soif vive, hoquet ; ventre tendu, non douloureux ; urines spontanées. (Sulfate de quinine 1 gramme, thé.) Le malade est
mort à onze heures du matin. Cet homme était israélite ; l'autopsie n'a pu être
faite, malgré les instances de M. Boyer. L'examen de l'anus a fait reconnaître
que les tumeurs hémorrhoïdales étaient détruites, et la plaie en voie de guérison.
Le malade a-t-il succombé à une véritable infection purulente ou aux progrès de
l'état d'affaiblissement dans lequel il se trouvait avant l'opération ? M. Boyer in-
cline pour cette dernière hypothèse ; son expérience, dans les cas de mort analogues à celui-ci, après l'excision du bourrelet hémorrhoïdal, lui a appris que
ces malades périssent alors par l'effet d'une adynamie extrême et non par infection purulente.

M. Philippe Boyer est le seul chirurgien qui ait recueilli, jour par
jour, et avec une fidélité extrême, de nombreuses observations sur
l'application du fer rouge, pratiquée par lui-même sur des bourrelets hémorrhoïdaux. Nous avons puisé dans leur lecture attentive et
dans leur méditation tous les éléments de notre travail ; elles nous

ont permis de répondre pratiquement et avec de grands détails à toutes les objections faites à cette puissante méthode ainsi qu'à toutes les indications de l'affection hémorrhoïdale. Je crois donc utile de donner, à la suite de ces observations, un tableau sommaire qui présente le sexe, l'âge, la profession, la date de l'opération, et la durée du traitement de chaque malade.

## RELEVÉ STATISTIQUE

### DES VINGT-TROIS HÉMORRHOÏDAIRES OPÉRÉS AVEC LE FER ROUGE,

**par M. P. BOYER.**

| ANNÉES. | SEXES. | AGES. | PROFESSIONS. | DATE DE L'OPÉRATION. | SORTIE DE L'HÔPITAL. |
|---|---|---|---|---|---|
| 1846 | Homme. | 38 ans. | Terrassier. | 21 mars. | 22 juin. |
| 1846 | Femme. | 46 ½ | . . . . . . . . . . . . | 5 juin. | 10 juillet. |
| 1846 | Homme. | 59 | Porteur d'eau. | 10 septembre. | 17 octobre. |
| 1847 | Femme. | 22 | . . . . . . . . . . . . | 2 novembre. | 31 décembre. |
| 1848 | Homme. | 38 | Douanier. | 1$^{er}$ février. | 25 février. |
| 1848 | Homme. | 34 | Charretier. | 8 février. | 27 mars. |
| 1848 | Homme. | 61 | Peintre. | 26 février. | 27 mars. |
| 1848 | Femme. | 26 | . . . . . . . . . . . . | 13 mai. | 3 juillet. |
| 1848 | Femme. | 56 | . . . . . . . . . . . . | 17 juin. | 1$^{er}$ juillet. — Mort. Abcès du cœcum ancien. |
| 1848 | Homme. | 40 | Libraire. . . . . . . . | 3 août. | 5 septembre. |
| 1848 | Femme. | 36 | . . . . . . . . . . . . | 8 août. | 11 septembre. |
| 1849 | Homme. | 35 | Teinturier. | 19 février. | 4 avril. |
| 1849 | Homme. | 57 | Tailleur. | 18 décembre. | 18 janvier. |
| 1850 | Homme. | 32 | Clerc de notaire. | 26 mars. | 22 avril. |
| 1850 | Homme. | 59 ½ | Cocher. | 6 avril. | 22 avril. |
| 1850 | Femme. | 33 | Femme de chambre. | 3 juillet. | 28 août. |
| 1850 | Homme. | 36 | Élève en médecine. | 25 juillet. | 16 août. |
| 1850 | Homme. | 49 | Limonadier. | 22 octobre | 26 novembre. |
| 1850 | Homme. | 49 | Interprète allemand. | 22 octobre. | 13 janvier. |
| 1851 | Homme. | 58 | Cordonnier. | 18 mars. | 7 avril. |
| 1851 | Homme. | 49 | Marchand d'habits. | 22 mars. | 3 avril. |
| 1851 | Homme. | 39 | Sculpteur sur bois. | 14 juin. | 14 juillet. |
| 1851 | Homme. | 39 | Tailleur. | 19 août. | 31 août. — Mort. Adynamie, épuisement. |

Avant d'exprimer les réflexions que nous inspire un coup d'œil jeté sur ce tableau, il me semble important de mettre en regard, sous les yeux du lecteur, l'ensemble des résultats obtenus antérieurement par le même chirurgien, au moyen de la méthode de l'excision. Nous pourrons tirer de ce parallèle des renseignements aussi curieux que décisifs.

«En l'espace de dix années, dit M. P. Boyer (1), je pratiquai, d'après la méthode de mon père, excision et tamponnement, seize opérations; onze furent suivies de succès complet. Sur ces seize cas, je ne trouvai qu'une femme atteinte de bourrelet hémorrhoïdal.

«Les insuccès n'ont pas été dus à la méthode, mais aux conditions de santé générale dans lesquelles étaient les malades, conditions qui furent aggravées *par la douleur de l'opération, par la perte de sang pendant l'opération, par la douleur du tamponnement, et dans un cas, par l'ouverture des vaisseaux,* dont le sang, coulant toujours, à cause d'une toux coutinuelle, occasionna une hémorrhagie mortelle.

«Ainsi le premier malade que je perdis avait eu, avant l'opération, une attaque d'apoplexie, pour laquelle on l'avait beaucoup saigné, et il était dans un état d'affaiblissement qui aurait contre-indiqué l'opération, si la perte de sang par l'anus ne s'était pas renouvelée chaque fois qu'il faisait un mouvement. Il succomba le onzième jour à l'*adynamie* qui suivit l'opération.

«Le deuxième malade était un homme de soixante ans, affecté d'un catarrhe bronchique chronique. Quand il eut éprouvé quelque soulagement de cette maladie, après un séjour prolongé dans une salle de médecine de Saint-Louis, je l'opérai; mais la toux presque continuelle qui subsistait déplaça le tamponnement, et donna lieu à une *hémorrhagie* telle, que ce malade succomba le quatrième jour après l'opération. Tout le gros intestin, rempli de sang, était semblable à un boudin.

«Le troisièmè malade, âgé de soixante-quatre ans, avait une constitution profondément altérée par des pertes de sang plus ou moins abondantes qu'il a éprouvées pendant dix-neuf ans; il succomba le neuvième jour après l'opération, et un litre de sang, en caillots

---

(1) *Bulletin génér. de thérapeut.,* t. 33, p. 198; 1847.

rouges, trouvé dans l'intestin, prouva qu'il y avait eu *hémorrhagie secondaire,* due à l'adynamie dans laquelle s'était trouvé l'opéré.

« Le quatrième est un ancien militaire, âgé de cinquante ans, dont l'imagination est assez tourmentée par l'idée de l'existence du ver solitaire. Je lui donne plusieurs purgatifs pour lui prouver que s'il a eu le ver solitaire, il ne l'a plus. J'ai de la peine à y parvenir, et à le décider à une opération nécessaire pour la guérison de son bourre-let hémorrhoïdal ; cependant je l'opère. Il n'y a aucun accident pen-dant les premiers jours ; mais le huitième jour après l'opération, il est pris de *tétanos,* et il succomba le dixième jour. Les intestins étaient entièrement vides de sang.

« Le cinquième malade, âgé de quarante-cinq ans, est un homme très-affaibli par les pertes de sang qu'il éprouve depuis quinze an-nées ; néanmoins je crois devoir l'opérer, espérant lui rendre la santé en arrêtant l'écoulement de sang. Mais le malade succomba, le septième jour, à l'*adynamie* qui s'était déclarée après l'opération. »

Ces faits sont éloquents, et de leur comparaison avec les résultats du tableau précédent, il résulte que la mort est de beaucoup plus fréquente par la méthode de l'excision, qui exagère toujours d'une façon funeste l'adynamie des malades, et qui expose d'ailleurs à des accidents redoutables, comme l'hémorrhagie et le tétanos. Sur seize cas, on constate cinq morts dues évidemment aux suites et aux effets de l'opération.

Sur vingt-trois opérations faites au moyen du cautère actuel, on ne trouve, au contraire, que deux morts. L'une d'elles est due, l'au-topsie et les antécédents le démontrent, aux progrès latents d'un abcès du cœcum préexistant et constaté avant l'opération.

C'est l'innocuité du fer rouge, c'est la guérison simple et facile par ce moyen, dans les cas semblables à ceux qui avaient été suivis de mort rapide après l'excision, qui a fait dire à M. Boyer, dans le même mémoire : « Il est certain que, si j'avais eu recours à cette cautérisation simple dans les cinq cas malheureux que j'ai rappor-tés plus haut, les malades auraient guéri, parce que chez les uns l'adynamie n'aurait pas augmenté, comme cela est arrivé par suite de la perte de sang pendant l'opération, et que chez les autres il n'y aurait eu ni hémorrhagie primitive ni hémorrhagie secondaire. Le cas de tétanos est le seul qui aurait pu succéder à la cautérisation, comme il a succédé à l'excision. »

Cette affirmation, qu'inspiraient à M. Boyer trois succès seulement en 1847, s'appuie aujourd'hui sur un nombre important d'observations ; elle devient donc une vérité incontestable, un principe fondamental de thérapeutique. Aussi, en face d'états graves, inattaquables autrefois, sans danger de mort, par l'instrument tranchant, ce chirurgien est-il aujourd'hui rassuré et plein de confiance dans l'avenir et les suites de son mode opératoire. Avec le fer rouge, l'adynamie, les hémorrhagies, les flux de toute nature, les accidents nerveux, cessent, et la guérison ne tarde pas à survenir.

Il nous est impossible de ne pas faire ressortir une conséquence rigoureuse et naturelle de ces faits : c'est qu'en cinq années M. Boyer a fait vingt-trois opérations par sa nouvelle méthode, et qu'en dix ans il n'en avait pratiqué que seize par la méthode de l'excision.

Ce sont les mêmes raisons de succès qui nous expliquent les nombreuses et récentes applications des autres chirurgiens, de MM. Bégin, Velpeau, Richet, Gosselin, Giraldès, Cusco, Nélaton, Robert, Huguier, Denonvilliers, Desprès, sans compter tous les faits que nous ignorons.

Maintenant, si l'on jette un coup d'œil d'ensemble sur notre tableau, on constate tout d'abord un fait assez curieux, c'est le petit nombre relatif de femmes opérées ; on en compte 6 sur 23 individus. D'autre part, sur 16 malades opérés par l'excision, M. Boyer ne cite que 1 femme.

Quant à l'âge des hémorrhoïdaires cautérisés, on voit qu'il a varié depuis vingt-deux jusqu'à soixante et un ans ; fait important, qui prouve que la vieillesse du malade, et même l'ancienneté de l'affection, ne contre-indiquent pas l'opération. Les résultats le démontrent.

Il faut noter que la moyenne de la guérison arrive du trentième au trente-cinquième jour. Lorsque les opérés ont séjourné beaucoup plus longtemps à l'hôpital, il est bon de remarquer qu'il y avait, soit dans l'état antérieur du malade, soit dans les suites de l'opération, une complication, qui a nécessité des soins particuliers après la cicatrisation de la plaie. Ainsi, pour les hémorrhoïdaires épuisés par des pertes abondantes de sang ou de mucosités plus ou moins anciennes, il a fallu un certain temps pour refaire leur constitution, entièrement débilitée par un traitement interne approprié. Dans d'autres circonstances, l'indocilité du malade, l'état nerveux des femmes, ont retardé la guérison en contrariant la volonté et la nature des soins du chirurgien. Dans un seul cas, un rétrécissement de l'anus étant survenu après la cautérisation, M. Boyer a cru devoir garder l'opéré, afin de chercher à modifier ce résultat fâcheux par l'usage prolongé des mèches.

Telle est la substance des faits authentiques et importants qui vont nous servir à établir, d'une manière irréfutable, les avantages et la supériorité de l'application du fer rouge dans le traitement des tumeurs hémorrhoïdales.

---

# TROISIÈME PARTIE.

## DU MANUEL OPÉRATOIRE DE LA CAUTÉRISATION AU FER ROUGE APPLIQUÉE AUX BOURRELETS HÉMORRHOIDAUX.

Le procédé qu'emploie M. P. Boyer est celui-ci :

Avant de faire l'opération, il faut purger fortement et à plusieurs reprises le malade, si toutefois il n'est pas trop affaibli par les pertes de sang ou de mucosités provenant de l'ampoule anale. On observe, en effet, que tous les individus atteints de bourrelets hémorrhoïdaux sont sujets à une constipation et à une induration des matières fécales, telles que les purgatifs même répétés n'entraînent pas les matières au dehors, et qu'elles résistent longtemps aux mouvements péristaltiques des intestins, et à la sécrétion muqueuse abondante, qui est la conséquence de quelques hydragogues. Si cette précaution n'était pas prise, on compromettrait beaucoup la simplicité, la marche naturelle de la cicatrisation, en s'exposant à des évacuations horriblement laborieuses de matières fécales abondantes et endurcies, soit avant, soit après la chute des eschares.

Il est même prudent de donner, la veille et le matin encore de l'opération, un lavement simple, pour débarrasser l'ampoule anale de toute matière, ce qui favorise et abrége la cautérisation ; car on n'épuise pas ainsi une partie de l'action du cautère pour dessécher les mucosités quelquefois si abondantes qui remplissent, en pareil cas, l'extrémité du rectum et recouvrent la muqueuse. Ces soins préliminaires remplis, on se munit des instruments suivants, et l'on procède à la cautérisation comme nous allons l'exposer. On aura à sa disposition :

1° Un fourneau rempli de charbons ardents, placé sur un trépied, qui doit l'élever à la hauteur de la main ; ce fourneau sera, autant que possible, soustrait à la vue du patient ; les charbons seront bien embrasés, de façon à lui éviter le bruit du soufflet, et par suite le souvenir du fer rougi au feu ;

2° Deux cautères en roseau, un cautère conique à sommet tronqué, et, en cas de besoin, un cautère olivaire, seront placés profondément dans le fourneau ;

3° Au moins deux aiguilles courbes, fortes et grandes, munies d'un fil double ciré ;

4° Une paire de pinces à dissection, du cérat, de l'eau froide, des compresses, et un bandage en T.

Il faut de plus trois ou quatre aides. L'un sera exclusivement chargé de faire chauffer les cautères à point, d'entretenir le feu, et surtout de passer les cautères au premier ordre du chirurgien ; car

la promptitude de l'opération est un de ses grands avantages, comme
une de ses premières conditions, surtout si une circonstance particulière s'oppose à ce que le malade soit chloroformé, comme cela est
arrivé plusieurs fois à M. Boyer. Un autre aide maintiendra l'extrémité supérieure du corps, et sera chargé du soin important de soumettre le malade à l'inhalation des vapeurs de l'agent anesthésique
que l'on préfère, et de surveiller attentivement les progrès de son
action. Un troisième relèvera la fesse supérieure, et tiendra l'anus
entr'ouvert au moyen des fils que le chirurgien va passer dans les
tumeurs.

Enfin, si l'on craignait, de la part d'un malade indocile ou en
proie à une agitation nerveuse sous l'influence du chloroforme,
quelques mouvements désordonnés, il serait bon de garantir l'entre-
fesson avec des compresses mouillées d'un peu d'eau alumineuse,
afin d'empêcher que les fesses ne soient brûlées, comme nous l'avons
observé quelquefois. Dans ce dernier cas, les extrémités inférieures
seront maintenues immobiles par un quatrième aide.

Tout étant ainsi disposé, le malade est placé comme pour l'opération de la fistule à l'anus, couché sur le bord de son lit, indifférem-
ment sur le côté droit ou sur le côté gauche, à la volonté du chirurgien ; le derrière est saillant, la cuisse de dessous étendue, l'autre
fléchie, la tête inclinée sur la poitrine, le ventre appuyé sur un tra-
versin. L'opérateur est placé directement en face de la partie affectée,
qui a dû être rasée le matin ou la veille. On engage alors le malade
à faire quelques efforts comme pour la défécation, l'anus s'entr'ouvre, et les tumeurs hémorrhoïdales font saillie au dehors ; on les
saisit avec des pinces, immédiatement on traverse, de dedans en dehors, leur base avec une aiguille courbe, graissée de cérat, chargée
d'un fil double ; on commence par la moitié du bourrelet qui cor-
respond à la fesse sur laquelle le malade est couché, puis on passe
immédiatement l'autre aiguille dans la moitié supérieure. Dès que
les fils sont passés, il faut les couper au niveau de l'aiguille, et nouer
ensemble les deux chefs de chacun d'eux, afin qu'ils n'échappent

pas dans les mouvements du malade ; ils sont ensuite confiés à un aide, qui les fixe et les appuie, en attirant les tumeurs, sur la fesse correspondante. De cette façon, l'orifice anal se trouve maintenu entr'ouvert, et la partie la plus inférieure des tumeurs fortement abaissée. Ce premier temps de l'opération est indispensable ; si on le négligeait, on s'exposerait à brûler la peau et le sphincter externe, et on se priverait d'un guide aussi sûr que commode pour cautériser tout ce qu'il faut et rien que ce qu'il faut. C'est à ce moment seulement qu'on doit endormir le malade ; plus tôt, on ne saurait exécuter convenablement la précédente opération, que nous venons de recommander comme étant d'une grande importance.

Le malade est endormi, plus ou moins complétement insensible ; le chirurgien saisit alors un cautère en roseau, chauffé au rouge blanc, et l'enfonce directement dans l'anus, comme une canule de seringue, habituellement à 2 centimètres de profondeur, jamais plus haut que 4 centimètres, en raison même du degré d'abaissement des tumeurs, déjà fortement attirées au dehors par les fils qui les traversent. Le cautère doit être introduit assez avant pour que le renflement du roseau soit caché ; on cautérise ainsi successivement tout le pourtour de l'anus, c'est-à-dire la partie la plus élevée du bourrelet. La cautérisation sera faite assez profonde pour flétrir et dessécher complétement les tumeurs. Si le premier cautère ne suffit pas, ce qui a lieu ordinairement, car il est éteint assez rapidement par l'humidité des parties, on en applique un second ; mais alors on dit à l'aide de lâcher les fils, afin que la partie du bourrelet dans laquelle ils sont passés, venant s'appliquer sur le cautère, soit détruite. Quand on n'emploie pas le chloroforme, cette partie de l'opération s'exécute mieux, parce que, sous l'influence de la vive douleur, le sphincter se contracte, et applique fortement le bourrelet sur le cautère. Dès que l'action de ce second cautère est épuisée, le chirurgien prend le cautère conique, dont la forme est plus commode, pour détruire la partie la plus épaisse du bourrelet ; il l'introduit un peu moins profondément, mais il l'appuie avec plus de force, en inclinant à droite, à gauche, en avant et en arrière, afin de cautériser complétement la partie cutanée des bourrelets hémorrhoïdaux. On est quelquefois obligé de renouveler quatre, cinq et six fois l'application du cautère. Dans une circonstance où le bourrelet hémorrhoïdal était énorme, M. Boyer a fait onze applications; il n'est survenu aucun accident, et le malade a parfaitement guéri. La nature de l'enveloppe du bourrelet est la cause de ces différences dans l'application du cautère : aussi avons-nous insisté sur ce point d'anatomie pathologique.

Si le bourrelet est recouvert presque uniquement par la membrane muqueuse, sa destruction par l'action du feu est prompte, et de plus elle est complète; de sorte qu'après la formation de la cicatrice, il ne reste aucune trace de la maladie; si la membrane muqueuse et la peau concourent pour moitié dans la composition de l'enveloppe, la destruction du bourrelet par l'action du feu est plus lente, parce que le cautère actuel agit moins sur le tissu dense du derme que sur le tissu mou de la membrane muqueuse; enfin, si la plus grande partie de l'enveloppe du bourrelet appartient à la peau, on conçoit qu'il faut encore appliquer un plus grand nombre de fois le cautère, comme dans le fait que nous venons de citer.

Il est facile maintenant de comprendre l'importance de ces différences de structure et toute l'attention que le chirurgien doit y attacher ; elles nous révèlent encore la cause et l'explication du plus ou moins d'appendices cutanés qui survivent à l'opération, et restent quelquefois saillantes à l'anus sans aucun préjudice pour le malade ni autre inconvénient que celui de l'inquiéter un peu. Il suffit de le rassurer à cet égard. Le cautère olivaire ne sera utile que dans le cas où il serait difficile de se frayer un passage pour aller cautériser la partie la plus élevée de tumeurs volumineuses, gonflées, douloureuses, et assez étroitement rapprochées. En toute circonstance, le chirurgien doit bien s'assurer, soit par le toucher, soit par l'examen attentif de l'anus, si tout est suffisamment cautérisé ; il devrait aussi, sans aucune crainte, reporter le cautère sur les points incomplétement brûlés et qui laissent quelquefois suinter du sang. Tout le succès réside dans l'observation de ce principe; car l'opération, une fois bien faite, devient définitive et amène une guérison complète. On reconnaîtra que la cautérisation est suffisante d'abord à la sécheresse et à l'épaisseur de l'eschare, puis à un guide aussi sûr que simple, à savoir lorsqu'on aura détruit les bourrelets hémorrhoïdaux jusqu'au fil qui traverse leur base. Ce renseignement est précieux ; car lorsqu'on n'a pas l'habitude de l'application du fer rouge, on croit, au premier abord, avoir cautérisé plus profondément qu'on ne l'a fait réellement, en raison du nuage de fumée qui s'élève et du bouillonnement des mucosités, ainsi que de l'application répétée du cautère. Mais la plupart du temps, comme je l'ai déjà dit, et comme il faut bien le savoir, le premier cautère fait peu d'effet, car une portion de son calorique est employée à dessécher soit le sang qui s'écoule, soit les mucosités fort abondantes en ce cas dans l'ampoule anale.

Cette cautérisation est rapide, instantanée; elle est beaucoup moins douloureuse qu'on ne le suppose, de l'aveu même des malades qui l'ont supportée, et au dire de tous les auteurs qui ont fréquemment employé ce moyen.

L'opération une fois terminée, on lave l'anus avec de l'eau froide, afin de calmer la douleur qui pourrait survenir après la cessation de l'effet du chloroforme, puis on l'essuie, et avec l'indicateur droit on introduit du cérat assez abondamment sur les eschares, dans l'orifice anal. Ce topique est le meilleur sédatif de la douleur qui se manifeste après l'opération. Un linge cératé et des compresses sont maintenus sur l'anus au moyen d'un bandage en T. On reporte le malade au lit; quelques opérés y sont retournés de leur pied. Une potion calmante pour le jour, un julep diacodé pour la nuit. M. Boyer laisse les malades libres de manger à leur appétit. Tels sont les premiers soins.

On voit ordinairement survenir après l'opération un ténesme vésical plus ou moins violent; il a lieu même chez les femmes, quoique chez elles le rectum et la vessie soient séparés par le vagin. Il est quelquefois suivi de la rétention d'urine, et nécessite le cathétérisme ; tantôt il n'existe que pendant vingt-quatre heures, tantôt il persiste pendant trois ou quatre jours.

Il faudra donc s'assurer le soir, ou même dans la journée, si le malade a uriné ; il est important de lui éviter des efforts inutiles et douloureux en le sondant. Du côté de l'anus, la douleur, d'abord vive, va diminuant d'heure en heure ; au bout de vingt-quatre heures, elle disparait ; habituellement une légère réaction suit la cautérisation. Telles sont les conséquences immédiates de l'opération. Si la douleur était violente et persistait après l'opération, la prescription d'un bain de siége tiède, ou même d'un bain entier, aura le double avantage de calmer les douleurs de la brûlure, de faire cesser le ténesme, et de favoriser la miction.

Nous allons maintenant exposer les résultats ultérieurs de l'application du fer rouge et le traitement consécutif. La cautérisation détermine presque toujours, immédiatement après elle, une constipation assez rebelle, ainsi que la suppression de tout flux hémorrhoïdal, soit l'écoulement de mucosités, soit l'écoulement de sang.

Comme on a purgé plusieurs fois le malade à l'avance, il est inutile, à moins de coliques assez vives, de donner un lavement émollient avant le deuxième ou troisième jour. Les matières fécales, à cette époque, sortent quelquefois teintes de sang ; c'est un accident sans conséquence. La cause en est bien simple, et son explication rassure le malade et ceux qui l'entourent. A la dureté si fréquente des féces, vient s'ajouter la tuméfaction des parties cautérisées ; leur expulsion est ainsi rendue laborieuse à travers l'anus, et, dans leur passage, elles détachent quelques portions d'eschares : de là un léger écoulement de sang. Pour prévenir le retour de cet accident, le chirurgien prescrira de temps en temps un purgatif doux (calomel, huile de ricin, citrate de magnésie).

Un pansement simple et fort adoucissant dans les premiers jours consiste à appliquer sur les eschares et sur l'ouverture anale du cérat simple.

Les eschares commencent à se détacher vers le sixième ou septième jour. Sèches et brunâtres après la cautérisation, elles deviennent humides, d'un blanc jaunâtre ; la suppuration s'établit fran-
chement et les élimine. Elles tombent dans certains cas par plaques
noirâtres, qui ont quelquefois fait croire aux malades et aux personnes qui les soignent que l'écoulement de sang continuait. Les
eschares sont ordinairement tout à fait détachées vers le douzième
jour. A ce moment, il est utile de mettre une mèche dans l'anus,
pour faciliter la formation de la cicatrice ; souvent le malade s'oppose avec instances à cette introduction, parce qu'elle détermine des
douleurs assez vives et persistantes. C'est au chirurgien à juger du
plus ou moins d'opportunité de ce traitement. La plaie ne tarde pas
à se déterger ; des bourgeons charnus se développent, et bientôt
apparaît une nouvelle membrane muqueuse, parfaitement lisse, unie,
qui reste quelque temps encore d'une coloration plus rouge qu'à
l'état normal. Enfin une cicatrice solide, de bonne nature, se forme ;
elle est complète du trente-cinquième au quarantième jour, époque
ordinaire de la guérison

. Dans le cours du traitement, il arrive que, pour hâter la cicatrisation ou pour la régulariser, on soit obligé de passer plusieurs fois le
nitrate d'argent sur les bourgeons charnus, opération habituellement
fort douloureuse pendant des heures entières ; le lendemain, le malade se plaint parfois d'avoir rendu du sang avec ses matières, et il s'en
effraie. Il est bon de le rassurer, car ce fait est tout naturel. Les
granulations boursouflées qui ont subi la cautérisation se dégorgent
et produisent cet écoulement modéré de sang, comme cela s'observe
quand on cautérise de la même manière les bourgeons charnus et
fongueux d'une plaie extérieure.

Chez les individus cachectiques, épuisés par le flux hémorrhoïdal,
il est indispensable de joindre, vers le sixième jour, à un régime alimentaire substantiel et réparateur, l'administration de poudres ferrugineuses et toniques, telles que la limaille de fer, la poudre de
quinquina, et la poudre d'écorce d'oranges, à parties égales.

12

Tels sont les détails pratiques que nous a révélés la marche la plus simple et la plus ordinaire des guérisons nombreuses obtenues par l'application du fer rouge dans l'affection hémorrhoïdale.

*Accidents de l'application du fer rouge.*

Quels sont les accidents qui peuvent résulter de ce procédé opératoire, ou plutôt ceux qui ont été observés?

Ils doivent être distingués en accidents immédiats et accidents consécutifs. Au nombre des premiers, nous citerons le délire nerveux, la brûlure de la peau des fesses, le ténesme vésical et la rétention d'urine, et parfois une légère hémorrhagie.

Au nombre des seconds, l'engorgement des ganglions inguinaux, une hémorrhagie, le rétrécissement de l'anus, très-rarement la mort.

Le *délire nerveux* n'a lieu que chez les personnes très-impressionnables; nous ne l'avons observé que deux fois, et chez deux jeunes femmes; jamais il ne s'est développé chez les hommes, tels faibles, tels cachectiques, pusillanimes et irritables, qu'ils fussent avant l'opération. Deux causes peuvent déterminer l'explosion de cet accident : l'impression produite par l'opération, et l'excitation nerveuse causée par le chloroforme. La douleur après l'opération prolonge cet état d'éréthisme, qui parfois a persisté plusieurs jours, et se réveille avec la plus grande facilité chez de pareils malades, sous l'influence de la moindre douleur, toucher anal, introduction d'une mèche dans l'anus, cautérisation de la plaie avec le nitrate d'argent. Du reste, cet accident n'a rien de grave ; des bains, des préparations opiacées, seront employés contre lui. Dans ces circonstances, les malades ont toujours été fort indociles, et leur guérison s'est trouvée retardée par leur refus de se soumettre à des soins nécessaires.

La brûlure de la peau des fesses peut avoir lieu de plusieurs façons, soit dans les mouvements du malade, par contact du fer, soit par rayonnement du calorique, soit par la vaporisation de l'eau mise sur les compresses et sur lesquelles le cautère a trop appuyé. Il suffit de signaler ces petits accidents pour chercher à les éviter pendant l'opération.

Nous avons déjà parlé du ténesme vésical; il survient ici, comme dans toutes les opérations pratiquées sur les parties voisines des organes génito-urinaires. Il n'y a donc rien de particulier à l'action du fer rouge. Nous signalerons seulement un fait curieux. Ce ténesme, qui s'accompagne le plus souvent de rétention d'urine, est le résultat immédiat, après l'opération, d'un spasme synergique, dû à la douleur qui s'irradie de l'anus vers la vessie; mais il se développe parfois aussi vers le quatrième ou le sixième jour. C'est au gonflement des parties cautérisées et des tissus voisins, c'est à l'inflammation éliminatoire des eschares, qu'il faut alors le rapporter, soit chez les hommes, par une irritation purement mécanique, soit chez les femmes, par une légère congestion du bas-fond de la vessie. On voit aussi la rétention d'urine survenir tardivement chez des opérés cachectiques épuisés par l'ancienneté de leur affection; il suffit alors de réveiller l'action de la vessie par le cathéter, et l'urine coule spontanément.

Dans le premier temps de l'opération, chez certains malades, lorsqu'on leur fait exécuter de violents mouvements de défécation pour pousser au dehors les tumeurs hémorrhoïdales, il n'est pas rare qu'une perte de sang assez forte se fasse à l'instant même; ou bien encore, lorsque le chirurgien traverse avec les aiguilles courbes la base de chaque bourrelet, surtout si le malade indocile gêne les manœuvres par des mouvements désordonnés, et fait déchirer ainsi la muqueuse par l'aiguille ou par les fils, du sang peut s'écouler en assez grande abondance et s'accumuler en partie dans l'ampoule anale, pour être évacué quelques heures après l'opération ou quelques jours plus tard. Il est bon d'être prévenu de cette circonstance, pour ne pas être trompé sur la cause de cette évacuation tardive. Enfin, pendant l'opération même, lors de l'application du premier cautère, quelques chirurgiens ont vu le sang être projeté en jets

multiples, de plusieurs points des tumeurs, comme d'un arrosoir,
et la seconde cautérisation arrêter cette petite hémorrhagie. Mais le
cas le plus grave est le suivant. Si le chirurgien fait une cautérisation trop énergique, s'il va plus profondément que les tumeurs hémorrhoïdales, il peut ainsi mettre à jour des artérioles assez importantes, et déterminer une véritable hémorrhagie. Dans un cas de ce
genre, M. Boyer a été obligé de pratiquer deux ligatures et le tamponnement. M. Nélaton, pour un pareil fait, appliqua sur l'ouverture du vaisseau une pince à lymphatiques, et la laissa vingt-quatre
heures à demeure. Il est facile, du reste, d'éviter cet accident par
une application attentive et ménagée du cautère.

En passant à l'examen des accidents consécutifs, nous rapproche-
rons immédiatement des faits précédents l'hémorrhagie consécutive.
Elle a lieu du septième au dixième jour, lors de la chute des eschares ; elle est due, comme nous l'avons déjà dit, aux déchirures que
détermine le passage difficile de matières fécales volumineuses et endurcies sur les parties cautérisées et en voie d'élimination. Cette hémorrhagie n'est jamais compromettante pour la vie du malade ; elle
peut donner 125, 250, 300, 400 grammes de sang au plus. On l'arrête facilement au moyen d'un tamponnement simple ; quelquefois
elle s'arrête d'elle-même, pour reparaître aussi peu abondante une
seconde et dernière fois.

Chez un malade atteint d'une constipation excessive avant l'opération, et chez lequel on ne pouvait employer activement les purgatifs, parce que le moindre effort de défécation donnait lieu à un
écoulement de sang très-abondant, M. Boyer ordonna, le huitième
jour de l'opération, un purgatif doux, composé de calomel, rhu-
barbe et jalap, de chaque 50 centigrammes. L'effet de ce purgatif
fut de faire rendre des matières dures ; elles déchirèrent sans doute
les eschares, car le lendemain il y eut une petite hémorrhagie, qui
augmenta le surlendemain et fit avoir recours au tamponnement,
plutôt par précaution que par nécessité : cet écoulement, en effet,
s'arrêta pour ne plus reparaître. Le même chirurgien a vu l'hémor-

rhagie consécutive se présenter avec un caractère intermittent, et avec abondance, chez un malade anémique épuisé, qui succomba probablement à l'infection purulente le douzième jour de l'opération.

L'engorgement des ganglions inguinaux s'observe encore assez souvent, après la cautérisation au fer rouge. Il a lieu, le plus ordinairement, des deux côtés, mais parfois d'un seul particulièrement. Ce sont les ganglions inguinaux les plus internes qui sont tuméfiés ; ils sont quelquefois le siége d'une douleur au toucher très-vive, qui se prolonge jusqu'aux parties génitales, et qui n'est pas toujours en rapport avec le degré de gonflement des ganglions. Cet accident survient en général vers le troisième ou quatrième jour, et disparaît facilement, sous l'influence de cataplasmes, en l'espace de deux ou trois journées. Nous l'avons observé chez les hommes et chez les femmes.

Le rétrécissement de l'anus, si fréquent résultat de l'excision des hémorrhoïdes, et qui avait fait ériger en principe, par Boyer, la section du sphincter anal dans ce procédé opératoire, n'a été déterminé que deux fois par l'application du fer rouge. M. Boyer attribue cet insuccès à une cautérisation profonde qui a intéressé la muqueuse et les fibres du sphincter, et amené une cicatrisation vicieuse. Le même accident, nous a-t-on dit, serait arrivé à un chirurgien de Bicêtre, en cautérisant un bourrelet hémorrhoïdal sans fixer les tumeurs au dehors avec des fils : le fer rouge détruisit trop profondément la peau et le sphincter anal, et il survint un rétrécissement extérieur.

Sur 23 opérés, M. Boyer cite 2 cas de mort. L'une est étrangère à l'opération : on trouva, en effet, à l'autopsie, quinze jours après la cautérisation, un abcès de la fosse iliaque droite, sous-péritonéal, dont l'existence datait déjà de loin, et qui expliquait du reste certains accidents attribués à une hernie ombilicale, ainsi que la teinte jaunâtre et la mauvaise santé antérieure de la malade.

L'autre opéré succomba, douze jours après la cautérisation, dans

un état d'anémie et d'épuisement très-prononcé, avec des phénomènes fébriles intermittents et des hémorrhagies pour ainsi
dire périodiques. Cet homme était israélite; M. Boyer ne put obtenir, malgré de pressantes instances, l'autorisation de faire l'autopsie. Il fut donc impossible de constater s'il y avait eu, dans cette
circonstance, une véritable résorption purulente, ce qui est supposable d'après la nature et la marche des symptômes.

*De l'influence de la suppression des tumeurs hémorrhoïdales sur la
santé.*

Après avoir énuméré avec soin tous les accidents du fer rouge
qu'il nous a été donné d'observer, il me reste à résoudre cette question préjudicielle : Peut-on, sans compromettre la santé et même la
vie des hémorrhoïdaires, supprimer complétement, par un traitement
chirurgical, les tumeurs hémorrhoïdales et le flux qui l'accompagne?
Il est bien entendu que nous ne parlons ici que des tumeurs hémorrhoïdales non compliquées d'affections, telles que les dégénéres-
cences du rectum, de l'anus; celles de l'utérus, du vagin, chez la
femme; celles de la vessie, de la prostate, chez l'homme, dégénéres-
cences qui contre-indiquent, en pareil cas, formellement l'opération.
Les anciens avaient, à cet égard, des idées qui se sont conservées
jusqu'à nos jours dans l'esprit de quelques-uns de nos praticiens; ils
conseillaient, lorsqu'on a recours au traitement curatif, de respecter
l'une des tumeurs, afin de ne pas supprimer entièrement ce flux.
Boyer, Marjolin, et beaucoup d'autres, aujourd'hui encore M. Amussat, ont adopté cette pratique; s'appuyant sur des faits qui prouvent
la nécessité de respecter les hémorrhoïdes, faits rapportés par Hippocrate, Galien, Stahl, Raymond, Klein, Baumes, Alibert, M. Récamier, M. de Larroque.

D'autres chirurgiens ont condamné cette réserve, en assurant qu'il
était toujours possible de prévenir les accidents attribués à l'ablation

complète des tumeurs. Aetius (1) avait dit déjà : «Après avoir réglé le régime et saigné le malade, il faut extirper les tumeurs et n'en laisser absolument aucune, parce qu'il est possible d'atteindre la fin qu'on se propose, et de conserver en santé ceux que l'on opère ainsi par un bon régime et par la saignée pratiquée à propos. » Gorter (2) propose un moyen terme : « Il faut, dit-il, enlever toutes les tumeurs, mais l'une après l'autre, pour ne produire aucun changement subit, et combattre en même temps les causes générales. » M. Amussat, qui s'est occupé depuis longtemps du traitement des hémorrhoïdes, partage cette manière de voir ; car lorsqu'il opère, par sa méthode, un bourrelet hémorrhoïdal volumineux, il n'en cautérise qu'une partie la première fois, et termine quelques jours plus tard cette destruction. Mais, pour se conformer à la tradition ancienne, il laisse toujours subsister l'hémorrhoïde la plus petite et la moins douloureuse.

MM. Monneret et Fleury, auteurs du *Compendium de médecine,* qui ont écrit dans leur immense ouvrage, un article aussi intéressant que complet sur les hémorrhoïdes, conseillent de suivre l'avis d'Hippocrate. On le voit, la question est pendante. Quel parti doit-on prendre ? Faut-il réserver une hémorrhoïde, lorsqu'on emploie notre méthode ? Non, l'expérience a prouvé que l'affirmation d'Aetius était la vérité ; et d'ailleurs, chose remarquable, Hippocrate, qui émet le précepte précédent dans l'ablation des hémorrhoïdes par l'instrument tranchant, ordonne de ne laisser aucune tumeur, lorsqu'on emploie le fer rouge ; il s'exprime ainsi : «Urere enim oportet, « et nullam hæmorrhoïdem sine ustione sinere, sed omnes exurere. » Tous les chirurgiens qui ont employé le cautère actuel dans la maladie qui nous occupe ont suivi ce précepte et en ont constaté tous les avantages. En effet, nous n'avons jamais vu, dans nos nom-

---

(1) Aetius, tetrab. 6, serm. 11, cap. 4.

(2) Gorter, *Comment. in aphor.,* 12, lib. 6.

breuses observations, la santé générale souffrir de la suppression
complète des tumeurs hémorrhoïdales, qu'elles fussent purement
accidentelles ou héréditaires et constitutionnelles, alors même
qu'elles étaient le siége d'un flux régulièrement périodique. Au contraire, la cachexie consécutive à l'affection dite des *bourrelets hémorrhoïdaux* a constamment cédé, dans un temps rapide, à l'emploi de notre méthode ; il est même habituel d'obtenir une améliora-
tion profonde et durable dans la constitution du sujet, gravement
affaiblie par des pertes incessantes de mucosités ou de sang, par des
souffrances continuelles et insupportables.

Nous croyons donc, et nous disons avec MM. Raige-Delorme et
P. Bérard (1), que l'affection hémorrhoïdale, produite ou favorisée
par des causes toutes locales, est, dans le plus grand nombre des
cas, une affection incommode, fâcheuse, plutôt que nécessaire à
l'intégrité de la santé. Rien ne prouve même que les attaques ou
fluxions hémorrhoïdaires, pour se manifester à des époques plus ou
moins rapprochées et plus ou moins régulières, garantissent de maux
plus graves les individus chez lesquels ils se montrent. En effet,
très-souvent les hémorrhoïdes ont disparu, l'écoulement de sang a
été supprimé, dans des cas mêmes où le flux et les congestions
étaient périodiques, sans qu'il soit survenu aucune des maladies
qu'on a attribuées à cette circonstance. La plupart de celles qui ont
paru en être l'effet, parce qu'elles lui avaient succédé plus ou moins
de temps après, n'avaient aucun rapport avec les hémorrhoïdes,
car ces maladies surviennent souvent, dans les cas où l'affection
hémorrhoïdale n'a été en rien troublée, dans des cas même où elle
a subi une augmentation dans ses symptômes, et son apparition est
loin d'avoir sur la marche des maladies l'influence heureuse qu'on
lui a supposée

Pour juger sainement cette question, il faut distinguer, avec

---

(1) *Dictionn. de méd.* en 30 vol., art. *Hémorrhoïdes.*

M. Philippe Boyer, le flux hémorrhoïdal dépendant d'une exhalation sanguine, du flux sanguin, causé par la déchirure ou la rupture des varices hémorrhoïdales. Le flux sanguin par exhalation, accident fort rare et en général très-peu abondant, peut être un bénéfice de la nature par la dérivation qu'il opère et par l'équilibre qu'il établit dans certains organes; alors il doit être respecté, et d'ailleurs il cesse presque toujours de lui-même. Mais le flux sanguin par rupture ou par déchirure des varices hémorrhoïdales est un accident local, comme celui qui résulte de la rupture des veines d'un membre, dangereux par la perte de sang qu'il occasionne; accident qui réclame, à titre d'hémorrhagie, les secours de la chirurgie.

En effet, les tumeurs hémorrhoïdales, qu'elles reconnaissent à leur début une cause purement locale, ou qu'elles dépendent exclusivement d'une disposition générale du système circulatoire, comme la pléthore, lorsqu'elles sont devenues persistantes, chroniques, et qu'elles ont amené par leurs transformations successives, des pertes incessantes de sang ou de mucocités, des accidents d'étranglement, de prolapsus, etc., ces tumeurs, dis-je, ne doivent plus être regardées comme l'expression d'un état constitutionnel, mais simplement comme le résultat d'une altération variqueuse des veines de l'anus; maladie toute locale, dangereuse, et réclamant au plus-tôt et sans restriction une opération radicalement curative.

Telle est notre conviction, elle est basée sur l'observation rigoureuse des faits. Oui, nous le répétons avec insistance : nous avons toujours vu chez les hémorrhoïdaires des deux sexes, et aux divers âges de la vie, la cautérisation complète des tumeurs ou des bourrelets de l'anus arrêter, comme par enchantement, le dépérissement rapide et considérable, et la chloro-anémie, qu'entraîne si souvent à sa suite cette cruelle maladie. Nous avons presque toujours vu cette opération rappeler, dans un temps très-court, à la santé et à la vie ces cachectiques qui succombaient si souvent autrefois à des hémorrhagies foudroyantes, à la phlébite, à la résorption purulente,

13

ou aux progrès d'une profonde et incurable adynamie, après l'ablation des hémorrhoïdes par la méthode de l'excision. Donc la suppression absolue, la cure radicale en un mot, des hémorrhoïdes par le fer rouge, loin d'être dangereuse pour la santé générale, actuelle ou future, de l'hémorrhoïdaire, est au contraire une opération utile et précieuse, parfois indispensable et urgente, et d'ailleurs presque toujours aussi heureuse qu'innocente dans ses résultats immédiats et consécutifs.

## QUATRIÈME PARTIE.

### ARGUMENTATION ET CONCLUSIONS SUR LA VALEUR DU FER ROUGE DANS LE TRAITEMENT DES BOURRELETS HÉMORRHOIDAUX.

C'est ici que nous devons nous poser la question suivante, que soumettait l'Académie royale de chirurgie aux concurrents pour le prix de 1755.

Le cautère actuel, si employé par les anciens, n'a-t-il pas été trop négligé par les modernes? En quels cas ce moyen doit-il être préféré aux autres pour la cure des maladies chirurgicales, et quelles sont les raisons de préférence?

Tout d'abord on doit se demander d'où vient le discrédit général dans lequel est tombé le cautère actuel dans l'affection hémorrhoïdale, et quelles sont les raisons graves qui l'ont fait exclure si totalement en cette circonstance? Si l'on consulte les auteurs à cet égard, si l'on y cherche les motifs de cette réprobation universelle, on est vraiment étonné de la légèreté avec laquelle on traite ce sujet, et l'on glisse sur ce point important. Quelques mots seulement, quelques lignes, qui rappellent à notre souvenir ce mode de traitement, si usité anciennement, pour le blâmer et pour le bannir, sans autre forme de procès, de la pratique chirurgicale. Voici, par exemple, ce qu'en disait Lisfranc (1) : «Personne n'ignore les dangers attachés à l'application du feu, il serait inutile de nous y arrêter.»

Nous allons donc établir ici une véritable argumentation ; résumant l'opinion de nos auteurs modernes à ce sujet, et réunissant ici tous leurs reproches, nous répondrons successivement à chaque grief, tel qu'il est formulé dans les livres. Or voici le tableau complet de ces griefs, et le langage des auteurs :

« Les anciens employaient souvent le fer rouge, quelques modernes y ont eu également recours ; mais presque tous les praticiens semblent y avoir renoncé aujourd'hui :

« 1° Parce qu'il cause beaucoup d'effroi au malade ;

« 2° Parce qu'il détermine des douleurs excessives, atroces ;

« 3° Parce qu'il faut y revenir plusieurs fois pour l'entière destruction des tumeurs, si celles-ci sont volumineuses ;

« 4° Parce qu'il en résulte des inflammations violentes, et quelquefois des suppurations longues, de mauvaise nature, qui ne sont pas sans danger.

« Mais, ajoute-t-on, pour prévenir comme pour combattre les hémorrhagies souvent consécutives à l'excision des hémorrhoïdes, la cautérisation au fer rouge est précieuse, et offre des avantages incontestables. » Voilà ce qu'on répète à l'envi, sans y changer un mot, une pensée, depuis J.-L. Petit.

Boyer, Dupuytren, Lisfranc, MM. Lepelletier (de la Sarthe), Velpeau, Jobert, Bérard, Vidal (de Cassis), Monneret et Fleury, s'en tiennent à ces opinions, et considèrent les partisans de la cautérisation comme suffisamment argumentés et battus. J'espère que le raisonnement, et surtout les faits, nous serviront à démontrer le contraire. Sur quoi d'ailleurs s'appuie cette réprobation universelle ? Où sont les faits ? Je n'en trouve pas un seul dans les nombreux au-

______

(1) Lisfranc, *Cliniq. chirurg.*, t. 3, p. 742.

teurs que j'ai consultés, et certes, s'il en existait quelques-uns de bien authentiques, ils auraient été infailliblement publiés, cités, répétés, avec tous les blâmes qu'on a prodigués à cette méthode, inconnue à ses détracteurs dans ses bons effets, puisqu'ils ne l'ont jamais employée. La ligature n'offre-t-elle pas toujours, à côté des faits merveilleux qu'invoque Pott en sa faveur, les faits terribles cités par J.-L. Petit et Kirby : mort par étranglement des tumeurs, mort par tétanos, qui a suivi la ligature d'hémorrhoïdes? N'a-t-on pas répété dans tous les ouvrages, après J.-L. Petit, cette observation d'hémorrhagie interne mortelle, qui suivit l'excision de bourrelets hémorrhoïdaux pratiquée par un jeune chirurgien inexpérimenté, qui crut avoir, par le tamponnement, arrêté l'écoulement du sang à l'intérieur? Dupuytren n'a-t-il pas raconté, dans ses leçons orales, nombre d'exemples d'hémorrhagies foudroyantes à la suite de sa méthode favorite, hémorrhagies que le cautère actuel pouvait seul arrêter? Pourquoi donc la tradition ne nous a-t-elle pas transmis, au sujet de la cautérisation, des faits néfastes aussi positifs, aussi détaillés? Loin de là, comme nous le dirons plus loin, nos adversaires citent, auprès de leurs blâmes gratuits, des observations heureuses, des cas de succès du cautère actuel. Mais analysons successivement et avec soin les reproches adressés à cette méthode.

1° Le fer rouge cause beaucoup d'effroi au malade. Cette terreur est telle, dit Fabrice de Hilden (1), que quelques-uns iraient plutôt à une bataille que de le laisser appliquer. « Adeo sunt nonnulli quos « citius ad prælium adigas, quam ut ferro candenti sese permittant. » C'est là une considération réelle, mais de peu de valeur ; examinée à fond, on voit qu'elle est plus imaginaire encore que fondée. Je m'explique : quelle est l'opération qui n'émeut pas plus ou moins profondément celui qui va la subir? Montrez au patient les instruments de son supplice, décrivez-lui une amputation avant de la lui

---

(1) Fabrice de Hilden, cent. 1, observ. 40.

pratiquer ; il ne pourra jamais surmonter son aversion ni sa frayeur pour cette opération sanglante. Laissez-le, au contraire, dans son ignorance ; il se soumettra patiemment aux ordres du chirurgien, et souffrira avec résignation ; car il n'analyse ni ne prévoit la durée et la succession de ses souffrances, comme les gens de l'art, qui malheureusement se voient quelquefois forcés aussi d'appeler à leur secours l'instrument tranchant, et l'on sait combien il leur est difficile et cruel de se résoudre à l'opération dans cette position exceptionnelle. De même ici, le malade s'effraie du fer rouge, une répugnance invincible, un frisson d'horreur le saisit à l'idée seule d'une brûlure profonde, pratiquée sur un organe d'une sensibilité aussi exquise que l'anus, parce qu'il connaît, parce qu'il se représente à l'avance, parce qu'il analyse trop fidèlement, les effets, la nature et la douleur de ce moyen. Mais, si l'on sait éviter au patient les détails, les apprêts de la cautérisation, lui cacher le réchaud, le fer rouge, on diminuera d'autant sa vive appréhension. En outre, il est important de lui peindre les avantages immenses, la simplicité, la promptitude de ce procédé ; de lui parler de l'hémorrhagie mortelle, que l'on prévient ainsi ; lui rappeler le tamponnement et ses douleurs insupportables, ou encore la combinaison effrayante, et presque toujours indispensable, du bistouri et du fer rouge ; les souffrances vives et prolongées de l'excision, avec ses incertitudes de succès. En se conduisant aussi sagement, je suis sûr, par expérience, que le malade se décidera de lui-même à la cautérisation : c'est, en effet, ce qui nous est arrivé auprès de tous nos malades chez M. Boyer. Il suffit donc de combattre sérieusement la prévention établie universellement contre l'usage du fer rouge ; d'ailleurs l'idée seule de l'hémorrhagie déterminera une frayeur plus vive, plus profonde et plus méritée encore, qui fera taire cette aversion instinctive pour le cautère actuel, au grand avantage du malade et de l'opérateur.

2<sup>e</sup> *argument.* Mais, me dira-t-on, cette belle logique ne calmera pas les *douleurs excessives, atroces,* causées par l'application

du cautère actuel, expressions qui rappellent la phrase exagérée de
Bassius (1) : « Utrumque doloris sensum, haud tolerandum et atrocis-
« simum provocat, quo gravissimis symptomatibus certo irruentibus
« viam pandit. » Tout d'abord invoquons ce fait, que tout le monde
connaît : plus le cautère est blanc, plus il est imprégné de calorique,
moins il fait souffrir, ou, pour parler plus justement, son action étant
rapide, instantanée, la destruction de la muqueuse et de la peau,
parties éminemment sensibles, se faisant en quelque sorte au moment même de l'application, la douleur diminue de beaucoup aussitôt, avec la désorganisation qui est immédiate.

M. Gondret (2) dit avoir constaté, par un grand nombre de faits
comparatifs, que le cuivre, qui a pour le calorique une bien plus
grande capacité que le fer et l'acier, leur est préférable pour la
confection des cautères, et qu'il produit des eschares aussi profondes dans nn temps cinq ou six fois plus court. Ce serait donc
une modification assez importante à établir dans la confection
des cautères, et qui diminuerait d'autant à la fois la durée de l'application, déjà fort courte, du fer rouge, et par suite la durée de
cette douleur, qu'on dit être si violente. Nous émettions cette idée
en 1847 ; M. le professeur Nélaton vient de la réaliser, il fait établir
des cautères en platine. Cependant Fabrice d'Aquapendente (3) nous
assure que le cautère actuel, quoique plus expéditif, fait une douleur
moindre que les autres moyens : « Ferramento candenti adusti calli,
« et expeditius, et minori dolore auferentur. » Barthol. Maggius (4)
est du même avis : « Malitiam citissime aufert, et parvo dolori affi-
« cit. » Glandorp (5), qui a une grande expérience à ce sujet, après

---

(1) Bassius, *Prix de l'Académie de chirurg.*, t. 3, p. 107.

(2) Gondret, *Mémoire sur l'emploi du feu et de la pommade ammoniacale*; Paris,
1819.

(3) Fabrice d'Aquapend., p. 145 ; Bataviæ, 1641.

(4) Bartholom. Maggius, *de Chirurg. script.*, p. 267.

(5) Glandorp., *Gazophylac. polyphys.*, cap. 16, p. 83.

avoir éprouvé lui-même la différence de l'application du cautère
actuel et du potentiel, disait qu'il aimerait mieux qu'on lui en appliquât six de la première espèce qu'un seul de la seconde, et il ajoute :
«Actuale cauterium majorem métum quam dolorem incutit. »

De la Bissière, Louis, Morand, Percy, tous les gens experts qui se
sont occupés de ce sujet d'une manière toute spéciale, nous affir-
ment que la terreur est plus grande que le mal. Les expériences de
nos jours, de MM. Bégin, Velpeau, Richet, Gosselin, Bérard, Amussat, Boyer, Nélaton, etc., prouvent ce fait d'après le récit des opérés mêmes. «La cautérisation au fer rouge, dit M. Amussat, est
cependant moins douloureuse qu'effrayante; mais elle répugne à
tous les malades, qui la regardent comme une espèce de supplice
qu'ils ne se résignent que très-difficilement à subir. » Plus loin il
ajoute : «La cautérisation n'est pas aussi douloureuse que l'excision,
et elle n'expose pas aux mêmes dangers. »

Et d'ailleurs la douleur est-elle moins vive, quand on applique,
comme Dupuytren, le cautère sur des hémorrhoïdes excisées, sur
une plaie vive et douloureuse, que lorsque l'on cautérise directement les bourrelets hémorrhoïdaux ? Je ne le crois pas. Cependant
aucun chirurgien ne reculerait, s'il le jugeait nécessaire, devant
l'application du cautère actuel sur des hémorrhoïdes excisées et
fournissant du sang en abondance. Il est donc bien établi que la
douleur causée par le fer rouge est comparable à celle de toute
autre opération, et surtout à celle de l'excision, que M. Amussat et
beaucoup d'autres disent être plus douloureuse encore. Le raison
nement, l'expérience, les faits surtout, prouvent que cette opération n'a rien de plus cruel que les autres, et qu'elle est parfaitement supportée par le patient. Aujourd'hui, du reste, cet argument
n'a presque plus de valeur, car on peut, dans la grande majorité
des cas, appeler à l'aide du chirurgien l'insensibilité que procurent
les anesthésiques, l'éther ou le chloroforme, et le malade n'a plus
conscience de la douleur, quelle qu'elle soit.

Nous terminerons la réfutation des deux premiers arguments
par la citation curieuse du passage suivant, tiré d'un mémoire

anonyme de l'Académie royale de chirurgie, portant pour devise :
*Aut Davus aut Ædipus* (1) : « Quoique le raisonnement et l'expérience répétée, et les succès surprenants du cautère actuel dans les
maladies les plus difficiles à guérir, rendent son usage recomman-
dable, il s'est cependant trouvé des auteurs qui l'ont condamné
absolument dans tous les cas chirurgicaux, par rapport à la cruauté
dont il présente l'image, et qui retombe sur le chirurgien lui-même,
ainsi que par rapport à la terreur que ce remède imprime au malade, et aux douleurs violentes qu'il lui fait éprouver ; mais on peut
leur répondre : 1° Que dans le temps où ce remède était fort usité,
on ne taxait pas les chirurgiens de cruauté ; d'ailleurs il semble qu'il
y en a bien davantage dans toutes ces opérations chirurgiques, qui
s'exécutent par une lente dissection des parties, méthode cependant
dont on fait de pompeux éloges. 2° Que l'on peut certainement
diminuer la frayeur du malade, en cachant le fer dans une canule,
et en couvrant le visage, comme on a coutume de le faire dans toutes
les opérations de chirurgie. 3° Que la douleur causée par le cautère
actuel n'est ni aussi cruelle ni aussi intolérable qu'on se l'imagine
ordinairement, et qu'elle n'est pas de longue durée, comme l'a fort
bien remarqué Heister (2). M. Morand (3) ayant appliqué le cautère
actuel sur le nez, dont la sensibilité est fort grande, le malade, autant qu'on en puisse juger par son histoire, ne se plaignit point de
violentes douleurs ; et si notre témoignage, dit l'auteur anonyme,
pouvait ajouter quelque chose à l'autorité de tous ces grands hommes et de presque tous les anciens, j'assurerais que j'ai vu moi-même
appliquer des fers rouges sur des plaies, des ulcères, sur la peau
même, sans qu'il s'en soit suivi ni des douleurs ni des convulsions
aussi atroces que celles que cause la ligature des artères. »

---

(1) *Mém. et prix de l'Acad. de chirurg.*, t. 3, p. 454 ; 1755.

(2) Heister, *Instit. chirurg.*, cap. 2, p. 1.

(3) Morand, *Mém. de l'Acad. chirurg.*, t. 2, p. 228.

De nos jours enfin, le Dr Burnes (1) affirme aussi qu'il est moins douloureux et moins barbare qu'on ne le pense, et qu'il peut être très-utile dans certains cas. Voici ses paroles : « The moderns have « relinquished the use of the cautery in this almost every operation, « perhaps indeed too universally it being a less painful and less bar- « barous remedy, than at first sight is supposed, while undoubtedly « it is a safe and valuable one in many states of disease. »

Comme troisième argument, on nous oppose cette raison : « Qu'il faut revenir plusieurs fois à la cautérisation des tumeurs, si celles-ci sont volumineuses. » Faisons d'abord remarquer que la réapplication est conditionnelle, et s'adresse à des cas exceptionnels si les tumeurs sont volumineuses. De toute façon, il faut qu'elles soient d'un volume extraordinaire pour résister à une cautérisation bien faite, suffisamment prolongée, quand on voit une tumeur aussi grosse que le poing céder à la cautérisation entre les mains de M. Velpeau, comme nous l'avons rapporté plus haut. Dans le cas même de tumeurs fort volumineuses, la réapplication du cautère actuel, en admenttant qu'elle fût nécessaire, me semble sans danger, et de beaucoup préférable à l'instrument tranchant, qui laisserait ici à redouter la phlébite, une inflammation grave, une suppuration extrêmement abondante, par dessus tout une hémorrhagie considérable. Disons de plus que l'ablation par le bistouri de ces bourrelets extrêmement volumineux serait difficile, lente, et horriblement douloureuse, peut-être impraticable.

« La cautérisation, dit J.-L. Petit, détruit rarement ce qu'il faut détruire, ou détruit plus qu'il ne faut. » Ce vice, ce défaut de l'opération résulte de l'application ou trop légère ou trop profonde du fer rouge. Entre ces deux extrêmes, il y a un moyen terme, « médio « tutissimus ibis, » a dit Ovide, moyen terme qu'un chirurgien ha-

_________________________________

(1) Burnes, *Cycloped. of prat. medic.*, 1835; *Hémorrhoïdes*, t. 4; Londres.

14

bile à manier le cautère, « forti vel suspensa manu , » comme l'indique Percy (1), obtiendra facilement selon les indications et la nature des instruments. Ce n'est donc pas au fer rouge qu'il faut s'adresser, mais au manuel de l'opérateur. « Non est vitium artis, sed « artificis. » Les faits démontrent cette vérité. MM. Bégin, Velpeau, Boyer, Nélaton, etc., n'ont jamais été obligés de réappliquer le fer rouge ; nos observations en font foi. Il suffit donc de pratiquer convenablement la cautérisation pour obtenir d'emblée une cure radicale des bourrelets hémorrhoïdaux.

J.-L. Petit ajoute : « Elle cause à chaque fois les mêmes douleurs, mais plus vives encore que les premières, parce que la partie est devenue plus sensible. »

J'opposerai à cette affirmation de J.-L. Petit des faits bruts, dans lesquels des cautérisations successives ont été pratiquées ; chaque fois la douleur a été la même, mais jamais plus vive. C'est ce que nous prouve l'observation citée par Boyer et rapportée plus haut ; il y avait chute du rectum, qui formait une tumeur du volume du poing d'un adulte ; en six semaines, huit cautérisations sur toute la tumeur ont été pratiquées de cinq en cinq jours. Enfin un fait qui s'est passé sous nos yeux, dans un cas de fistule ano-uréthrale, cinq cautérisations au fer rouge ont été faites par M. Boyer en l'espace de quatre mois. Le malade ne s'est jamais plaint d'augmentation dans les douleurs ; il a même répondu négativement à nos questions sur ce sujet. Quant à la sensibilité exquise de la partie, elle existe, si on cautérise successivement à très-peu d'intervalle, car alors les tissus sont enflammés, et on a comme conséquence une douleur exagérée, qui accompagne d'ailleurs toutes les opérations en deux temps et rend leur application si difficile. Mais, si l'on cautérise alors que l'inflammation est tombée, et que la cicatrice est formée, j'avoue que je ne comprends pas l'argument de J.-L. Petit, car tout le monde sait que le tissu de cicatrice, surtout lorsqu'il résulte de

---

(1) Percy, *Pyrotechnie*, p. 103.

l'action du feu, est en général moins sensible que les tissus normaux voisins.

4° J'arrive au dernier et plus sérieux argument : « Il résulte, dit-on, des inflammations violentes, des suppurations longues, de mauvaise nature, qui ne sont pas sans danger. »

Je le veux bien, j'accorde qu'une inflammation assez vive se développe dans des cas exceptionnels, où l'on a été obligé d'agir profondément, de désorganiser beaucoup de tissus. Mais encore, qu'on me cite, qu'on me produise des faits à l'appui de cette proposition, car j'en ai de favorables à opposer, avec des résultats heureux obtenus dans les conditions les plus contraires et les plus fâcheuses. Loin de trouver un seul fait en défaveur du fer rouge, je trouve, chose remarquable, dans les œuvres des adversaires de cette méthode, des preuves de succès, partant d'innocuité. En effet, dans les quelques lignes consacrées à un blâme sévère et non justifié, M. Jobert, M. Lepelletier ( de la Sarthe ), citent, par exemple, les succès obtenus plusieurs fois par Moreau, chirurgien de l'Hôtel-Dieu, sur des bourrelets hémorrhoïdaux sortis de l'anus, traités par le cautère cultellaire promené sur toute leur surface. Ces suppurations longues, ces réactions inflammatoires violentes, ces suites fâcheuses, dont on parle dans tous les ouvrages, sont donc bien rares, puisque je ne les vois se produire dans aucune des observations que je cite à l'appui de ce mémoire, observations nombreuses, complexes, et authentiques. Le fait rapporté par Boyer, que nous rappellions il y a un instant, n'est-il pas tout à fait en notre faveur ? Je veux parler de ce prolapsus du rectum, formant une tumeur de la grosseur du poing à l'anus, parsemée de vaisseaux variqueux et d'ulcérations qui donnaient lieu à la fois à des hémorrhagies et à un écoulement purulent. Le fer rouge fut appliqué tous les cinq jours, et promené sur toute la tumeur ; huit cautérisations furent faites en six semaines. Aucun accident, guérison complète en deux mois. On avait affaire ici à une tumeur volumineuse et variqueuse. Le cautère a été appliqué largement et à des intervalles assez rapprochés,

comment se fait-il que ces accidents si redoutables de suppurations
intarissables, de réactions inflammatoires, de douleurs de plus en
plus vives et intolérables, etc., ne se soient pas développés, non plus
que dans les cas tout à fait analogues, et aussi remarquables, rapportés par M. Bégin, à qui cette opération est aussi familière qu'elle
l'était à Kluyskens, à l'hôpital de Gand? Que peut-on dire de plus
probant? Pourquoi ne cite-t-on pas, en regard, des observations
qui infirment ces succès curieux que tout le monde a obtenus dans
des circonstances si différentes avec le même moyen? N'est-ce pas
là le signe le plus convaincant de l'efficacité et de la supériorité
d'une méthode quelconque? Peut-on admettre qu'il y ait plus de
gravité à cautériser des bourrelets hémorrhoïdaux entiers que des
bourrelets déjà excisés, qu'un prolapsus considérable, qu'un rectum ulcéré, variqueux et renversé? Y a-t-il plus d'innocuité, en ces
conditions, de la part du fer rouge que lorsqu'on agit sur des tumeurs
hémorrhoïdales? Cela n'est même pas supposable. Les arguments
précédents sont donc faux et répétés avec plaisir, puisque ces suites
fâcheuses sont si rares, que nous n'en trouvons aucune trace dans
les observations de cautérisations de l'anus et du rectum qui ap-
puient la valeur de nos assertions et de nos réponses à la série d'objections que nous venons d'épuiser. D'ailleurs nous agissons ici sur
un organe favorable; le rectum supporte patiemment toutes sortes
d'opérations. Hippocrate nous l'apprend, et Chaussier l'a répété, à
propos du traitement des hémorrhoïdes, dans la thèse de Lavedan (1), écrite, comme on le sait, sous son inspiration :

«Rectum intestinum et secans, et resecans, et consuens, et urens,
«et putrefaciens, etiamsi gravissima hæc videantur, nihil læseris. »

Les auteurs modernes ne veulent réserver l'usage du fer rouge
que dans les cas d'hémorrhagie, à la suite de l'excision des hémorrhoïdes; mais alors il faudra, comme Dupuytren, y recourir la plu-

______

(1) Lavedan, thèse inaug. *sur les Hémorrhoïdes*, 1814, Paris, n° 194.

part du temps chez les deux cinquièmes des opérés ; c'est là le résultat des opérations de ce grand maître. Pourquoi cette opération complexe, tant dans son manuel quelquefois inexécutable sans la violence, que dans les angoisses multiples qu'elle cause fort inutilement au malade. Dupuytren cite un cas intéressant dans lequel MM. Marx et Caillard furent obligés d'employer la violence pour cautériser un officier de cavalerie écossais, qui aurait certainement succombé à l'hémorrhagie consécutive à l'excision d'hémorrhoïdes, sans l'application du fer rouge. Cette grave difficulté de l'opération a fait dire à M. Lepelletier (de la Sarthe) : «Si l'on excise les hémorrhoïdes compliquées d'un certain degré d'altération du rectum, nombreuses, volumineuses, sans chute de l'intestin, sortant difficilement à l'extérieur, situées dans un point très-élevé, s'accompagnant de spasme du sphincter, de rétrécissement de l'ouverture anale, affectant un enfant indocile, une femme, un homme craintif, peu susceptibles de raisonner les dangers de leur état ; nous pensons que, dans ces cas exceptionnels, il est plus prudent même d'encourir les accidents reprochés à la cautérisation, en l'appliquant immédiatement, que de s'exposer à ceux d'une hémorrhagie bien difficile ou même impossible à faire cesser au milieu des circonstances dont nous venons de présenter l'énumération. Nous laissons d'ailleurs au temps, aux faits, le soin de donner plus d'extension ou de restriction au domaine que nous venons d'assigner à la cautérisation immédiate après l'excision des hémorrhoïdes.» Eh bien! le temps et les faits ont résolu ce problème. Le moyen préventif suprême de l'hémorrhagie peut devenir, lui seul, un moyen curatif par excellence ; son application directe résume toutes les indications, et ne laisse à sa suite aucune arrière-pensée, aucune crainte, aucun danger.

Indépendamment des conditions d'âge, de sexe, de tempérament, de variétés de tumeurs, il offre la même facilité d'application, et les mêmes chances de succès et de guérison complète. Or, si en dépit de l'opinion de Stahl (1), qui prétend que les hémorrhoïdes sont l'apanage exclusif de l'âge viril ou de la vieillesse, il est vrai, comme le rapporte Wenceslas Trnka (2), que les enfants puissent être affectés de tumeurs hémorrhoïdales (cet auteur cite 39 observations d'enfants au-dessous de 15 ans; dans le nombre, 18 avaient moins de 5 ans, et 5 moins d'un an), on trouvera dans le fer rouge un auxiliaire puissant, rapide, facile, ne demandant après lui aucun pansement, comme le tamponnement, par exemple, auquel il serait impossible de soumettre un enfant indocile. Ce traitement sera mieux supporté que tout autre, d'après ce qu'avance en ces termes M.-A. Séverin : « Atque ita est observatum a nobis, ad tolerandam « vim ignis, accommodatiores esse senes quam vivos, nisi quod illæ « ad memoratum ignem exhorrent ac vociferantur ; sed et qui gra- « cili tenuique sunt corpore, gravius afficiantui vi ignis, quam car- « noso plenoque habitu homines; item et qui molles, quam qui duris « laboribus assuevere. » Percy ajoute à ce passage « que, de tous les sujets, les enfants, même en très-bas âge, sont ceux à qui le feu semble faire le moins d'impression. »

L'analogie vient aussi confirmer l'efficacité du fer rouge. Ne voit-on pas tous les jours la cautérisation apporter des ressources inespérées dans les affections organiques de l'utérus par exemple. Entre les mains de M. Jobert, qui blâme si ouvertement le cautère actuel pour le traitement des hémorrhoïdes, le même moyen ne procure-t-il pas, depuis plusieurs années, des succès remarquables? Nous avons vu M. Boyer obtenir, par des cautérisations faites à intervalles assez rapprochées, la guérison complète d'une fistule ano-uréthrale considérable laissant passer les urines par le rectum, et les matières fécales, ainsi que les gaz, dans la vessie et l'urèthre.

---

(1) Stahl, *Dissert. de motu sanguinis hœmorrhoïd.,* etc.; Halle, 1698.

(2) Trnka, *Historia hœmorrhoïdum omnis œvi observata medica continens;* Vienne, 1794.

Les cas nombreux de prolapsus du rectum, traités et guéris au moyen du cautère actuel, sans accident, par les chirurgiens les plus distingués, ne plaident-ils pas hautement en faveur de l'innocuité et de l'efficacité de ce moyen puissant de thérapeutique chirurgicale?

Nous avons vu nous-même des ulcères vénériens de l'anus, rebelles à tout traitement, céder entre nos mains à l'application du fer rouge.

On sait du reste quelle influence heureuse le fer rouge peut avoir sur des tumeurs de nature variqueuse; l'irritation franche qu'il cause dans les parties cautérisées détermine une phlébite adhésive, et prévient ainsi une inflammation de mauvais caractère, et par suite une suppuration de mauvaise nature, la résorption purulente et ses funestes accidents. J'ai vu des tumeurs veineuses des lèvres et de la langue trouver dans le cautère actuel un auxiliaire puissant pour leur guérison. M. Cullerier a obtenu, sous nos yeux, la résolution d'une tumeur variqueuse considérable de la joue gauche, en la traversant de part en part avec de longues aiguilles d'acier chauffées au rouge blanc.

Ainsi donc les faits, l'expérience et le raisonnement, prouvent, d'une manière irréfutable, la supériorité du cautère actuel dans le traitement des tumeurs hémorrhoïdales; car, dans l'emploi de ce moyen héroïque, les succès sont la règle, et les accidents une très-rare exception. La nature répond toujours favorablement à l'excitation franche et tonique qu'entraîne avec elle, dans les tissus cautérisés, l'application du fer rouge.

Enfin, en terminant cette longue réfutation des reproches purement hypothétiques adressés si légèrement à notre méthode, disons à ses détracteurs que non-seulement dans les cas simples et favorables, mais que dans les circonstances les plus fâcheuses et les plus complexes, le fer rouge rend d'immenses services, et amène des guérisons impossibles à obtenir par l'excision; en effet, lorsque le malade est exsangue, épuisé, amaigri, doit-on compromettre le léger souffle de vie qui lui reste, en pratiquant sur lui une opération sanglante qu'il n'aura peut-être pas la force de supporter? Puis, si l'hémorrhagie consécutive survient, en admettant que le malade n'ait pas succombé avant l'arrivée du chirurgien, dans des conditions pareilles de liquidité du sang, le fer rouge arrêtera-t-il sûrement l'écoulement hémorrhagique? L'eschare molle, peu consistante, humide, ne s'attachera-t-elle pas au cautère, et ne s'enlèvera-t-elle pas avec lui, comme on en cite des exemples Les mouvements, les souffances auxquelles il faudra soumettre cet homme si affaibli, peuvent déterminer une syncope mortelle. Dans cette circonstance extrême, dans la prévision d'événements si graves, si terribles et si fréquents, que faire? Appliquer uniquement et directement le fer rouge sur les bourrelets hémorrhoïdaux. Par ce moyen, le succès dans le présent et dans l'avenir est assuré. En effet, à l'instant même, les hémorrhagies, les écoulements muqueux de l'anus, la diarrhée, qui affaiblissent le malade, cessent comme par enchantement. L'opération, loin d'épuiser le malade plus qu'il ne l'est déjà, loin de compromettre la guérison en exagérant l'adynamie par de nouvelles pertes de sang, remonte l'économie entière du moribond, en tarissant la source des flux qui la débilitaient incessamment. Cette dernière preuve nous permet de dire que le fer rouge mérite à tous égards la préférence que nous lui accordons, car il remplit le même but que l'excision, sans exposer l'opéré aux mêmes dangers. Il n'a jamais besoin d'adjuvants, et de plus il s'applique, en toute circonstance, alors même que toute opération deviendrait inutile ou funeste, justifiant en tout point l'aphorisme d'Hippocrate : « Quæ « medicamentum non sanat, ferrum sanat; quæ ferrum non sanat, « ignis sanat, quæ ignis non sanat; insanabilia sunt. »

## CONCLUSIONS.

De ce travail et de cette longue discussion basés entièrement sur l'expérimentation, l'observation des faits et l'anatomie pathologique, découlent les conclusions suivantes :

L'excision des bourrelets hémorrhoïdaux est un mode opératoire souvent dangereux et quelquefois mortel, par l'hémorrhagie le plus ordinairement, d'autres fois par la phlébite et par la résorption purulente.

Il est fort douloureux.

Unie à la cautérisation, l'excision constitue une opération complexe, d'une exécution difficile, exigeant quelquefois la violence de la part du chirurgien ; une opération qui multiplie sans aucun avantage les douleurs et les angoisses du patient.

Et d'ailleurs, il se peut que l'hémorrhagie déterminée par l'instrument tranchant résiste à la cautérisation, et que le malade succombe malgré le secours qui lui est porté.

L'excision ne peut s'appliquer dans tous les cas de tumeurs hémorrhoïdales.

Le fer rouge, au contraire, offre une application simple, rapide, facile et possible, dans tous les cas.

Avec lui, il n'y a pas d'hémorrhagie primitive ou consécutive sérieuse à craindre ; il n'a donc jamais besoin d'adjuvant.

La cicatrice résultant de l'action du feu présente les conditions de solidité et de résistance les plus favorables à une guérison radicale et définitive.

La simplicité du manuel opératoire, la sécurité de son emploi, sa parfaite innocuité, l'absence de tout pansement, puisqu'on peut abandonner, en quelque sorte, après la cautérisation, la cicatrisation aux seules forces de la nature ; les résultats heureux et constants obtenus par tous les praticiens, accusent hautement la supériorité de ce traitement.

De plus, le cautère actuel offre cet avantage capital qui le place au premier rang, c'est de répondre à toutes les indications des bourrelets hémorrhoïdaux, de les remplir toutes complétement. En un mot, il résume et procure tous les heureux résultats des autres méthodes, sans en offrir ni les inconvénients ni les dangers sérieux.

15

C'est dire que le fer rouge est l'unique moyen chirurgical qui puisse à lui seul amener, en toute circonstance, d'une manière certaine et définitive, la cure radicale des tumeurs hémorrhoïdales, sans compromettre l'existence du malade. Point essentiel qui doit dominer toute thérapeutique : *occidit qui non servat*, et ce précepte s'adresse principalement au traitement chirurgical des hémorrhoïdes, dont l'excision a été si souvent suivie de mort.

La généralisation spontanée de notre méthode, ses succès nombreux, assurent son avenir et la préférence qu'on doit lui accorder sur les autres. Son histoire, sa marche, ses progrès actuels, n'étaient et ne sont encore retracés d'une manière complète dans aucun ouvrage. J'ai cherché à combler cette véritable lacune, et surtout à démontrer, en donnant les preuves et les faits à l'appui de mon travail, l'état positif de la science à cet égard.

Puisse la chirurgie moderne retrouver dès aujourd'hui, dans ce moyen si souverainement heureux entre les mains des anciens, la cure radicale et innocente d'une affection aussi digne d'intérêt que les hémorrhoïdes, et justifier ainsi cette épigraphe d'un mémoire de l'Académie de chirurgie, en 1755 : *Crematus ipse resurgit*. Puissent les esprits timides ou prévenus abandonner leurs craintes chimériques et leurs préjugés injustes à l'égard de ce traitement héroïque ; puisse leur coupable hésitation céder devant l'expérimentation et les faits !

La faible part que j'aurai prise à cette importante rénovation sera ma plus douce et ma plus noble récompense.